Johannes Winter

Heilsame Früchte- und Kräutertees

100 einfache Rezepturen gegen die
häufigsten Erkrankungen

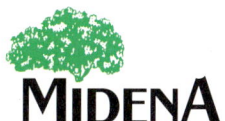

MIDENA

Inhalt

**Tee ist gesund und kann optisch
ansprechend serviert werden.**

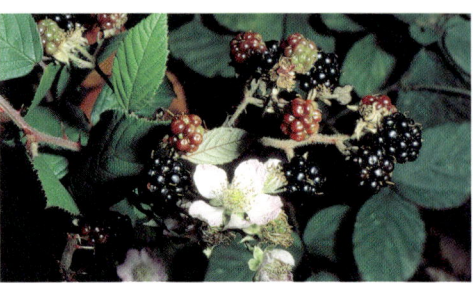

**Als Heilpflanze schon lange Zeit bekannt
– die Brombeere.**

Tees für die Gesundheit

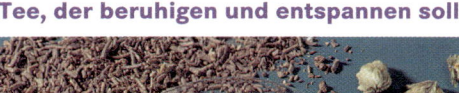

Baldrian und Hopfen gehören in einen Tee, der beruhigen und entspannen soll.

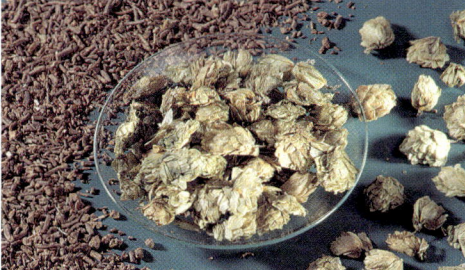

Vorwort

Viele Menschen werden von den schädlichen Auswirkungen einseitiger, industrialisierter Landwirtschaft geplagt. Eine unübersehbare Medikamentenflut und eine Lebensweise, die sich von den natürlichen Rhythmen mehr und mehr entfernt hat, vertiefen die Entfremdung der Menschen. Unter diesem Eindruck haben sich Pflanzen und Kräuter in unserem Leben ihren angestammten Platz zurückerobert. Gewürze und Kräuter sind heutzutage kaum mehr aus einer guten Küche weg zu denken. Das liegt nicht nur an den vielfältigen schmackhaften Aromen der verschiedensten Kräuter und Pflanzen, sondern zu einem großen Teil an ihren heilenden Wirkungen.

Kräuter, Gewürze und Früchte sind in der heutigen Zeit feste Bestandteile der Küche und der Kochkunst.

Einem ganz bestimmten Teil dieser leckeren und gesunden Pflanzen soll unser Hauptaugenmerk gelten. Es handelt sich um diejenigen Pflanzen, die sich zur Zubereitung von Tees eignen. Bevor wir uns jedoch in diesem Buch den Früchten und Pflanzen und der eigentlichen Zubereitung von Genuss- und Heiltees zuwenden, erscheint es ganz nützlich, einen Blick auf den Umgang mit den Teepflanzen und ganz grundsätzliche Erfahrungen zu werfen. Dazu zählen natürlich auch der Aspekt Früchte und Kräuter in der Heilkunde sowie Nützliches über Wirkungen und Nebenwirkungen der verschiedenen Teepflanzen. Wie man Tee bereitet und was man rund um die Teebereitung beachten sollte, das können Sie daran anschließend im ersten großen Kapitel lesen.

Der zweite Abschnitt gehört dann den Früchten und Pflanzen. Steckbriefartig erfahren Sie hier alles Wissenswerte über die gängigsten Teefrüchte und -pflanzen. Von A wie Ananas bis Z wie Zitrone und vom Dinkel bis zum Zitronenstrauch stellen wir ihnen 20 verschiedene Früchte und 29 Heilkräuter und -pflanzen vor, auf deren Grundlage die Rezepte in diesem Buch beruhen.

Um Rezepte für den täglichen Genuss geht es im dritten Abschnitt. Hier können Sie aus einer Vielzahl leckerer Teevarianten die aussuchen, die Ihnen am meisten zusagt. Die Auswahl der Rezepte reicht von einfachen Trink- und Früchtetees über milde Entspannungstees bis hin zu erfrischenden Sommertees und Teemischungen zur allgemeinen Kräftigung des Körpers. Auch dem immer beliebter werdenden grünen Tee ist hier ein Abschnitt gewidmet.

Der letzte Teil dieses Buches ist den wahren Heiltees vorbehalten. Um Ihnen die Suche nach dem richtigen Tee zu erleichtern, ist dieser Abschnitt, der sich ganz mit den Heilwirkungen der Tees beschäftigt, als Beschwerdenkatalog in alphabetischer Folge aufgebaut. Von einfacheren Beschwerden oder Krankheiten wie Abwehrschwäche, Akne oder Heiserkeit finden Sie hier viele, bei denen Tees heilend wirken. In der Aufzählung finden sich aber auch schwerere Krankheiten, bei denen Tees begleitend zur Behandlung des Arztes oder Heilpraktikers eingesetzt werden können.

Schwerere Erkrankungen lassen sich nicht mit einem Tee heilen. Suchen Sie in diesem Fall unbedingt einen Arzt auf.

Die besten schwarzen und grünen Tees kommen aus China und Indien. Letztere werden auch bel uns immer beliebter.

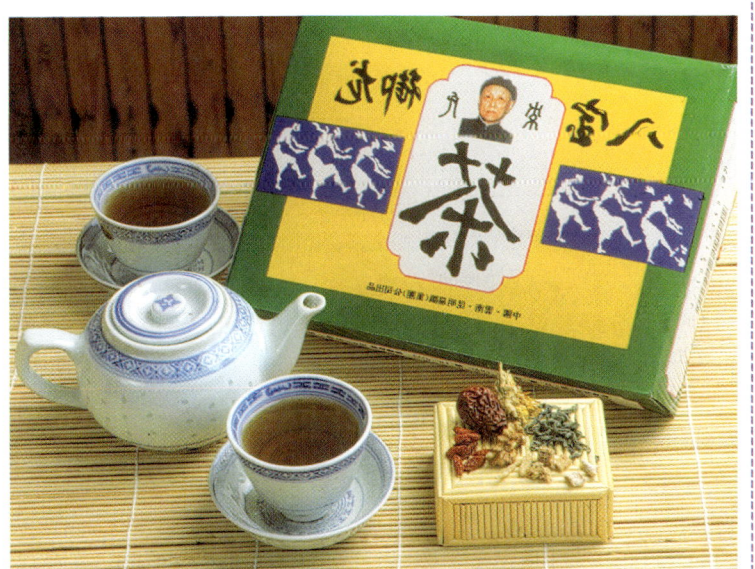

5

Vom Umgang mit Tee

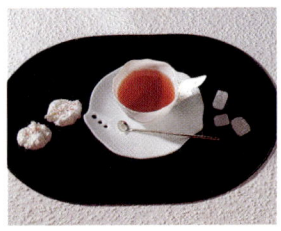

Schon Hippokrates sagte: »Eure Nahrungsmittel sollen Heilmittel sein«, und wies damit auf den enormen Effekt hin, den Essen und Trinken auf unsere Gesundheit haben können, im heilenden, genauso aber auch im krankheitsvorbeugenden Sinn.

Wenn er schön angerichtet ist, wird selbst ein Heiltee zum großartigen Genuss.

Früchte und Kräuter in der Heilkunde

Diät war und ist eine tragende Säule in der Behandlung vieler Krankheiten, sowohl in der Medizin und Naturheilkunde des Westens als auch in der traditionellen Medizin Chinas und Indiens. Grundnahrungsmittel wie Milch, Fleisch, Getreide, Obst und Gemüse liefern Energie. Sie haben aufbauende und heilende, bei einseitigem Genuss oder der Neigung zu bestimmten Krankheiten aber auch schädigende Wirkungen.

Im Unterschied zur westlichen nahm in der asiatischen Medizin neben der Krankendiät auch die Krankheitsvorbeugung schon immer einen breiten Raum ein. Doch auch bei uns wächst zunehmend das Bewusstsein über die Möglichkeit, so zu leben, dass man möglichst gar nicht erst krank wird. Dabei geht es nicht darum, auf Genuss zu verzichten und zum Gesundheitsapostel zu werden, sondern um eine grundsätzliche Harmonisierung in allen Lebensbereichen.

Gesund zu leben bedeutet nicht, auf Genuss verzichten zu müssen.

Hier sind Früchte und Heilkräuter, Trink- und Heiltees von großem Nutzen. Sie haben den Stoffwechsel anregende, die Abwehr steigernde und allgemein belebende Wirkungen, und sie sind bei richtiger Anwendung krankheitsvorbeugend.

Früchte sind reich an Vitaminen und Mineralstoffen. Sie enthalten Fruchtsäuren, wie die Zitronen- oder Apfelsäure, die für den sauren Geschmack verantwortlich sind. Sie wirken in unserem Körper allerdings basisch, da diese Fruchtsäuren im Stoffwechsel nahezu vollständig verbrannt werden und Basen bildende Mineralien, insbesondere Kalium, übrig bleiben. Für diese Wirkweise dürfen Sie einen Tee allerdings nicht zuckern, da Zucker ein Basenräuber ist.

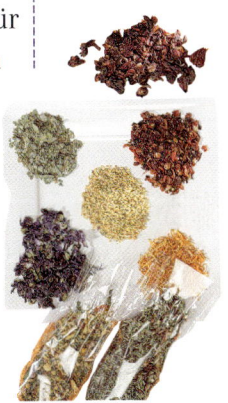

Früchte kräftigen und bauen auf und helfen auf diese Weise auch bei der Linderung vieler Beschwerden. Durch ihre schönen Farben, Formen und ihren Geschmack sprechen sie die Sinne an. Im Unterschied zu anderen Nahrungsmitteln sind sie im Rohzustand genießbar. Einige Früchte – wie der Apfel und die Hagebutte – sind ausgesprochene Heilmittel und dabei nahezu ohne Nebenwirkungen. Viele Früchte lassen sich mit mild wirkenden Heilkräutern kombinieren – eine Eigenschaft, die sie für Trinktees besonders interessant macht. Früchte, Früchte- und Heilkräutertees können den täglichen Speiseplan bereichern und aufwerten. Sie versorgen uns mit Vitaminen und Mineralstoffen und sind in der Lage, die meist einseitige und säurelastige Kost vieler Menschen durch ihren Basenüberschuss ein wenig auszugleichen. Zudem besitzen sie milde und nützliche Heilwirkungen. Früchte- und Kräutertees sind als kostengünstige, wohlschmeckende und gesundheitsfördernde tägliche Getränke bestens geeignet.

Ein Besuch im Teehaus ist ein wunderbares Erlebnis für die Sinne.

Früchte enthalten Vitamine, Mineralien und verschiedene Säuren, z. B. Zitronen- und Apfelsäure. Letztere sind für den säuerlichen Geschmack des Obstes verantwortlich.

Unterschiede zwischen Trink- und Heiltees

Zu den Trinktees zählen nicht nur Früchtetees, wie etwa aus Hagebutte, Apfel und Johannisbeere, sondern auch Tees aus mild wirkenden Heilkräutern, z. B. aus Brombeerblättern, Waldmeisterkraut und Holunderblüten sowie verschiedenen Gewürzen wie Ingwerwurzel und Gewürznelke sowie deren Mischungen. Gemeinsam ist allen Trinktees, dass sie das

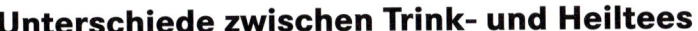

ganze Jahr über zubereitet werden können, gut schmecken und dass auch bei langem Genuss kaum mit Nebenwirkungen zu rechnen ist. Zudem haben auch viele Trinktees ausgesprochene Heilwirkungen. Tees aus Getreidesorten, z. B. Gerste und Hafer, rechnet man ebenfalls zu den Trinktees.

Im Gegensatz zu Trinktees wirken Heiltees kräftiger. Sie werden zur Linderung ganz spezifischer Beschwerden bereitet. Heiltees, die sich für die Selbstanwendung durch Laien eignen, werden aus Heilkräutern bereitet, die sich durch eine milde, nebenwirkungsarme Wirkweise auszeichnen. Mild heißt hier aber keinesfalls, dass sie nicht lindern und heilen, sondern dass sie in der angegebenen Dosierung und Zeitdauer ohne Bedenken angewendet werden können, ohne dass Nebenwirkungen zu befürchten sind. Stärker wirkende Pflanzen dürfen nicht von Laien verwendet werden, da sie bei falscher Verwendung zu Vergiftungen führen oder starke Nebenwirkungen haben können. Heiltees sind echte, mild wirkende Arzneimittel, die geeignet sind, viele einfachere Beschwerden zu behandeln.

Pflanzen und Kräuter, die stärker wirken, dürfen auf keinen Fall von Laien angewendet werden. Halten Sie daher immer mit Ihrem Hausarzt Rücksprache, bevor Sie solche Heilpflanzen verwenden.

In diesem Buch werden ausschließlich Pflanzen erwähnt, die Sie in Form von Trinktees oder von an Nebenwirkungen arm Heiltees selbst verwenden können. Im ersten Rezeptteil liegt der Schwerpunkt auf Trink-, Genuss- und milden Heiltees aus Früchten und Heilkräutern, im zweiten auf Heiltees für ganz bestimmte Beschwerden.

In einem eigenen Kapitel wird ausführlich der grüne Tee beschrieben, der von vielen Menschen noch viel zu sehr als reines Genussmittel angesehen wird und nicht als das Heilmittel, das er gleichzeitig ist.

Über Wirkungen und Nebenwirkungen

Alles, was wirkt, hat auch Nebenwirkung. Wann, das ist eine Frage der Dosierung, Anwendung und Zusammenstellung. Dabei zählen reine Früchtetees – z. B. auf Hagebutten-, Hibiskus-, Apfel- oder Zitronenschalenbasis – eher zu nebenwirkungsfreien Nahrungsmitteln. Selten kann es, wie bei Nahrungsmitteln auch, zu Allergien kommen, besonders wenn Früchte oder Heilkräuter mit Chemikalien, etwa Insektiziden, behandelt wurden. Achten Sie daher auf einwandfreie Bezugsquellen, d. h. auf Obst aus biologischem Anbau, Heilkräuter aus der Apotheke oder aus seriösen Kräuterhäusern. Reformhäuser bieten gleichfalls Früchte und Kräuter an, die auf Rückstände untersucht worden sind. Selbst unbehandeltes Obst aus dem Bioladen oder dem eigenen Garten sollten Sie gründlich reinigen, da aufgrund der zunehmenden Luftverschmutzung der Regen nicht mehr nur aus klarem Wasser besteht, sondern einige ungesunde Beimischungen hat. Waschen Sie daher auch frisches Obst aus dem eigenen Garten gründlich unter fließendem Leitungswasser ab.

Nur bei wenigen Menschen treten nach dem Genuss von Tee allergische Beschwerden auf.

Im Unterschied zu Früchten zählt man Heilkräuter zu den Arzneimitteln, auch wenn sie mild wirken. Wie alle Drogen haben sie, besonders bei hoch dosiertem und ständigem Gebrauch, durchaus Nebenwirkungen. In den Steckbriefen ab Seite 35 finden Sie Informationen über die Art der Anwendung, Dosierung und mögliche Nebenwirkungen. Lesen Sie vor der Anwendung eines Tees die zugehörigen Steckbriefe sorgfältig durch, ebenso das Kapitel über Nebenwirkungen und Grenzen der Selbstbehandlung vor dem Beschwerdeteil.

Heilkräuter sind Arzneimittel! Sie besitzen auch Nebenwirkungen.

Teebereitungsverfahren

Zur Zubereitung von Kräuter- und Früchtetees verwendet man den Aufguss, den Kaltauszug und die Abkochung. Dabei bestimmt die Länge des Ziehens die Farbe, das Aroma und die Wirkung eines Tees. Die Früchte- und Hausteemischungen in diesem Buch enthalten keine künstlichen Aromastoffe, wie dies bei den meisten im Handel erhältlichen Trinkteemischungen üblich ist.

Der Aufguss

Diese Variante ist das bevorzugte Teebereitungsverfahren, bestens bekannt durch die Bereitung von schwarzem Tee. Auch für Früchte- und Trinktees, grünen Tee und die meisten Kräutertees fertigt man üblicherweise einen Aufguss an. Besonders geeignet ist ein Aufguss für zarte Pflanzenteile, die reich an ätherischen Ölen sind. Das sind vor allem Blüten, Früchte und Blätter. Man nimmt dazu ein Gefäß aus Porzellan oder Glas, gibt die benötigte Menge getrockneter oder frischer Kräuter hinein (ein Teil getrockneter entspricht in etwa zwei bis drei Teilen frischer Kräuter), gießt mit kochendem Wasser auf und deckt das Gefäß zu. Üblicherweise lässt man die Mischung zehn Minuten ziehen und seiht sie dann durch ein Sieb in eine Teekanne ab. Einige Heilpflanzen z. B. wie der Weißdorn, benötigen auch länger, etwa 15 bis 20 Minuten. Die Dauer des Ziehens ist in diesem Buch bei jedem Teerezept angegeben. Dörrobst wird zunächst zerkleinert und dann mit lediglich siedendem Wasser aufgegossen. Um sein natürliches Aroma voll zu entfalten, benötigt es relativ lange.

Für die Herstellung eines Aufgusses eignen sich Porzellan- oder Glasgefäße besonders gut.

Die Abkochung

Eine Abkochung fertigt man bei härteren Pflanzenteilen wie Rinden, Wurzeln oder Samen an. Ihre Wirkstoffe – Mineralsalze, Bitter- und Gerbstoffe – sind schwerer ausziehbar. Man gibt dafür die benötigte Menge in einen beschichteten Topf, gießt die entsprechende Menge Wasser dazu und lässt das Ganze zugedeckt 10 bis 15 Minuten lang köcheln. Dann gießt man die Abkochung durch ein Sieb.

Manche Pflanzen, wie den Erdrauch, kocht man auch nur sehr kurz. Dazu setzt man die angegebene Menge Heilkraut in kaltem Wasser an, erhitzt alles bis zum Sieden, lässt es kurz aufwallen und seiht die Flüssigkeit ab. Bei der Zubereitung kleiner Mengen Abkochung empfiehlt sich die Zugabe von etwas

Für die Abkochung können Sie statt des Topfes auch eine beschichtete Pfanne verwenden.

mehr Wasser als angegeben, um den Flüssigkeitsverlust durch Wasserdampf auszugleichen (pro Tasse etwa zwei Esslöffel Wasser mehr). Wenn Sie die benötigten Pflanzenteile leicht quetschen, bevor Sie sie in das Wasser geben, erleichtert das den Auszug der gewünschten Inhaltsstoffe.

Der Kaltauszug

Einen Kaltauszug (Mazerat) verwendet man vor allem, wenn man empfindliche Stoffe ausziehen oder flüchtige Stoffe, wie ätherische Öle, erhalten will, dabei aber ein möglichst geringer Anteil anderer Substanzen, z. B. Gerbstoffen, erwünscht ist. Ein Beispiel ist der Eibischwurzelhustentee. Hier benötigt man vor allem den Schleim der Wurzel und daher den Kaltauszug. Zum Gurgeln ist aber auch die in der Wurzel enthaltene Stärke erforderlich, die man durch eine Abkochung erhalten kann. Für einen Kaltauszug geben Sie die dazu vorgeschriebene Pflanzenmenge in einen Viertelliter kaltes Wasser. Der Topf wird zugedeckt, und nach Vorschrift sollte der Inhalt mindestens sechs Stunden lang ziehen. Es empfiehlt sich, die Mischung zwischendurch umzurühren. Natürlich wird auch diese Teemischung durch ein Sieb abgegossen.

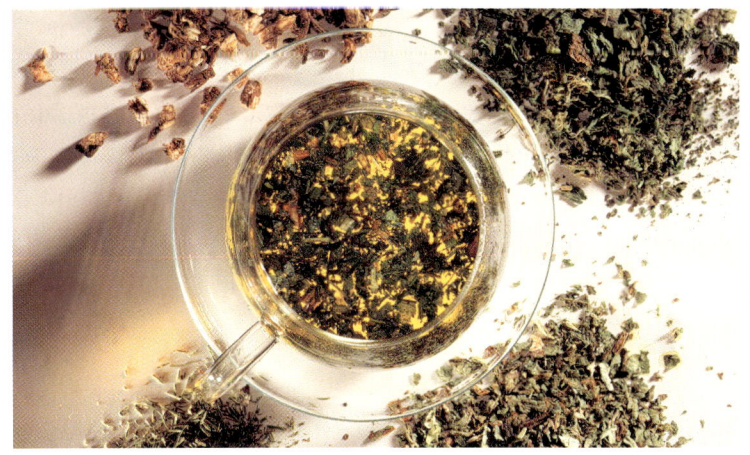

Ein Kaltauszug ist einfach zu bewerkstelligen. Er ist zwar zeitraubend, jedoch wird Sie das Ergebnis zufriedenstellen.

Früchte- und Kräutertees sollten täglich frisch bereitet werden. Ein idealer Behälter für die Teebereitung ist Glas, auch Porzellan oder Email ist geeignet. Ungeeignet sind Behälter aus Eisen, Kupfer, Kunststoff oder Aluminium, da sich durch Reaktionen der Pflanzenstoffe mit der Behälterwand unerwünschte Teilchen mitlösen können.

Kombinierte Verfahren

Für manche Teemischungen sind auch kombinierte Verfahren erforderlich. Dabei werden durch Kaltauszug und Aufguss oder Kaltauszug und Abkochung den gleichen Heilkräutern verschiedene Inhaltsstoffe ausgezogen. Man fertigt beispielsweise mit einem Teelöffel einer Mischung einen Kaltauszug an, dann mit einem weiteren Teelöffel einen Aufguss oder eine Abkochung. Nach Fertigstellung beider Flüssigkeiten schüttet man die beiden Tassen zusammen, so dass man zwei Tassen fertige, warme Flüssigkeit erhält. Bei Bedarf können Sie den Tee auch noch einmal auf Trinkwärme erhitzen.

Das Ausziehen von Früchten erfordert einen größeren Zeitaufwand, da sich das Aroma erst nach geraumer Zeit entfaltet.

Bei Früchtetees dauert es vielfach länger, bis das Aroma der getrockneten Früchte in gewünschtem Maße durch einen Aufguss ausgezogen wird. Besonders bei Dörrobst entfaltet sich das Aroma erst nach längerer Ziehzeit, z. B. bei getrockneten Aprikosen und Pfirsichen erst nach ein bis zwei Stunden. Dörrobst schneiden Sie am besten in kleine Stücke, übergießen diese mit siedendem Wasser und lassen sie sechs bis zehn Stunden ziehen. Dann bereiten Sie den Tee, beispielsweise aus Hagebutte und Hibiskus, und geben den Dörrobstauszug dazu. Wenn Sie eine größere Menge Trinktee für den ganzen Tag bereiten wollen, können Sie auch zuerst den Tee bereiten, anschließend das gewünschte kleingeschnittene Dörrobst dazugeben und alles gemeinsam in der Kanne ziehen lassen.

Rund um den Tee
Worauf Sie beim Einkauf achten sollten

Verlässliche Bezugsquellen sind Apotheken und seriöse Kräuterhäuser. Dort erhältliche Pflanzen müssen gemäß den Vorschriften des deutschen Arzneimittelbuches stichprobenartig auf Rückstände von Spritzmitteln und auf ihren Wirkstoffgehalt hin untersucht werden. Auf diese Weise kann ein etwa gleichbleibender Wirkstoffgehalt garantiert werden. Rückstände von Dünge- und Spritzmitteln müssen sich unterhalb der gesetzlich vorgeschriebenen Höchstgrenze bewegen. In Reformhäusern, Teeläden und Supermärkten werden auch Mischungen und einzelne Kräuter angeboten, die nicht dem Arzneimittelrecht unterliegen, sondern »nur« dem Lebensmittelrecht. Hier sind die Anforderungen nicht ganz so hoch. Beispielsweise muss der Gehalt des wirksamen ätherischen Öls in Lebensmittel-Pfefferminztee 0,6 Prozent betragen, in Arzneimittel-Pfefferminztee dagegen doppelt soviel. Sie erkennen einen Arzneitee daran, dass auf der Packung das Anwendungsgebiet steht, beispielsweise »Zur Behandlung von Magen-Darm-Erkrankungen«.

In Apotheken erhältliche Pflanzen werden, den Vorschriften gemäß, stichprobenartig nach Spritzmittelrückständen untersucht.

Obst und Trockenobst

Bei Früchten aus Ländern der Dritten Welt, besonders bei exotischen Früchten, ist Vorsicht geboten, wenn es Ihnen um garantiert rückstandarme Ware geht. Erkundigen Sie sich im Fachhandel nach Ware aus biologischem Anbau.
Sie erhalten alle in diesem Buch angeführten Früchte und Kräuter in Apotheken, Kräuter- oder Reformhäusern sowie Bioläden, Heilteemischungen erfragen Sie in der Apotheke. Abgesehen von klassischen Teefrüchten, wie Hagebutte oder Apfel, sind nicht alle Früchte in voll getrockneter Form im Handel erhältlich. Eventuell muss man daher auf Trockenobst (Dörrobst) aus dem Reformhaus oder auf kandierte Früchte zurück-

Dritte-Welt-Importe sind mit Vorsicht zu genießen, wenn Sie nach rückstandarmer Ware suchen.

greifen. Dörrobst hat im Unterschied zu frischem Obst nur noch ein Viertel bis ein Fünftel des ursprünglichen Wassergehalts. Dafür steigen, wie bei einem Konzentrat üblich, der Zucker-, Vitamin- und Mineralstoffgehalt, mit Ausnahme von Vitamin C, von dem ein Großteil bei der Trocknung zerstört wird.

Voll getrockneten Früchten, Kräutern und auch Dörrobst fehlen zwar die lebendigen Kräfte frischer Pflanzen, ein Großteil der Enzyme aber wird durch die Wärme und Feuchtigkeit bei der Teebereitung wieder aktiviert. Wer kandierte Früchte verwendet, kann und sollte auf weiteres Süßen, vor allem mit Zucker, verzichten.

Die Aufbewahrung

Vor allem Licht und Sauerstoff sind für die Verminderung der Wirkstoffe in Heilkräutern verantwortlich. Daher sollten Sie Früchte und Kräuter an einem kühlen Ort in dunklen und gut verschließbaren Gefäßen aufbewahren. Am besten eignen sich verschließbare Glas- oder Steingutbehälter.

Bewahren Sie Früchte und Kräuter an dunklen Orten auf, schützen Sie sie vor Wärme und Feuchtigkeit.

Bewahrt man Pflanzen nicht lange auf, reichen auch kräftige Papiertüten. Die Gefäße, in die Sie die Pflanzen geben, müssen trocken sein. Werden Kräuter feucht, müssen sie rasch und sorgfältig wieder getrocknet werden.

Pflanzen verlieren im Laufe der Zeit ihre Wirksamkeit. Die maximale Aufbewahrungszeit sollte daher nicht länger als ein Jahr betragen, Rinden und Wurzeln halten sich etwas länger. Die Lagerzeit der meisten frischen Früchte ist sehr begrenzt, Dörrobst hält sich dagegen wesentlich länger.

Dosierung, Maße und Gewichte

Die Rezepte in diesem Buch sind mit genauen Dosierungsangaben versehen. Wenn Sie selbst etwas ausprobieren, halten Sie sich an die Richtlinie: ein bis zwei Teelöffel der Pflanze, Frucht oder Mischung auf eine Tasse Wasser. Die Mengenangaben in diesem Buch gelten jeweils für große Tassen: 250 Kubikzentimeter oder ein Viertelliter Wasser.

Bei den meisten Teemischungen sind die Mengenangaben zu den einzelnen Pflanzenteilen (Stängel, Blüten oder Wurzeln), Früchten und Kräutern in Gramm pro Pflanze gehalten. In einigen Ausnahmefällen werden die Mengen in Tee- oder Esslöffeln angegeben.

Die Dosierung wird in den meisten Teebüchern in Tee- oder Esslöffeln angegeben, zuweilen aber auch in Gramm. Auch unterscheiden sich die Tassengrößen. Eine Teetasse entspricht normalerweise 150 Kubikzentimetern. In diesem Buch beziehen sich die Mengenangaben auf große Tassen mit 250 Kubikzentimetern oder einem Viertelliter Wasser.

An dieser Stelle zeigen wir Ihnen einige Richtlinien für Maße und Gewichte. Es handelt sich dabei um keine absoluten Maße, da nicht alle Ess- und Teelöffel exakt dem gleichen Normmaß entsprechen. Außerdem unterscheidet sich das Gewicht der einzelnen Teile einer Pflanze (Blüten, Kraut, Wurzeln, Früchte oder Samen) ebenso wie das Gewicht gleicher Pflanzenteile von unterschiedlichen Pflanzen, etwa der Blüten. Alle im Folgenden angegebenen Gewichte beziehen sich auf die getrockneten Pflanzenteile:

* Ein Teelöffel entspricht etwa zwei Gramm Pflanzenpulver, eineinhalb bis drei Gramm Blüten oder Blättern und drei bis fünf Gramm Frucht, Wurzel, Rinde oder Samen.
* Ein Esslöffel entspricht sechs bis zehn Gramm Wurzel, Rinde oder Samen und 10 bis 15 Gramm Früchten.
* Ein Teelöffel entspricht drei bis fünf Kubikzentimetern Flüssigkeit, ein Esslöffel 10 bis 15 Kubikzentimetern.
* Ein Esslöffel entspricht etwa drei Teelöffeln getrockneter Pflanzenteile oder Flüssigkeit.
* Eine Messerspitze ist ein viertel bis ein halber Teelöffel oder ein halbes bis ein Gramm.

Eine große Tasse fasst etwa einen Viertelliter Wasser.

Esslöffel ist nicht gleich Esslöffel! Es gibt natürlich keine Norm für die Größe eines Löffels.

Wollen Sie die einzelnen Früchte und Kräuter selbst zusammenmischen, so ist eine Küchenwaage erforderlich, da sich, wie bereits gesagt, Pflanzen je nach Teil und Art im Gewicht sehr voneinander unterscheiden können. Wurzeln, Fruchtteile und Rinden sind dabei am schwersten, Blüten am leichtesten.

Selbstkonservierung

Man spricht von Dörrobst im Unterschied zu vollständig getrocknetem Obst, wenn in Früchten noch eine gewisse Restfeuchtigkeit vorhanden ist. Sie können es selbst herstellen. Wenn Sie Obst aus dem eigenen Garten verwenden, können Sie sicher sein, dass keine Konservierungsstoffe enthalten sind. Die meisten Früchte eignen sich für diese Methode. Ausnahmen bilden besonders saftreiche Obstsorten wie Orangen und Zitronen, jedoch nicht deren Schalen.

Orangen und Zitronen eignen sich kaum für die Zubereitung als Dörrobst, da sie sehr safthaltig sind.

Ein einfaches Verfahren, das auch nicht die Gefahr der Schimmelbildung birgt, ist das Trocknen im Backofen. Nachteilig ist dabei der hohe Energieaufwand. Legen Sie vor dem Trocknen den Einschieberost im Backherd mit Backpapier aus und breiten Sie darauf das in Scheiben oder Hälften geschnittene Obst aus. Die Backofentür muss beim Trocknen immer einen Spalt offen bleiben, damit die feuchte Luft abziehen kann. Die Temperatur sollte nicht über 60 °C betragen. Der Dörrprozess ist zu Ende, wenn beim Drücken der Früchte kein Saft mehr austritt. Verwenden Sie nur einwandfreie (keine wurmigen oder fleckigen), reife und saubere Früchte, von denen Sie Kerne, Stiele und Kerngehäuse vorher sorgfältig entfernen. Legen Sie die Früchte locker nebeneinander, niemals aufeinander. Wollen Sie das gedörrte Obst einige Monate aufbewahren, müssen Sie für eine gleichbleibende Temperatur nicht über 15 °C sorgen und Feuchtigkeit fernhalten. Geben Sie das fertige Trockengut in dicht abschließende, abgedunkelte Gläser oder auch in braune Papiertüten.

Wie genießt man Tee?

Früchte- und Trinktees kann man nach Belieben süßen, am besten mit Honig oder Rohrzucker oder durch die Zugabe einiger kandierter Früchte. Diabetiker sollten nur Süßstoff verwenden. Viele Tees schmecken aber auch ohne Süßmittel. Die meisten Menschen sind ohnehin viel zu sehr an ihren Gebrauch gewöhnt. Heiltees sollten nicht gesüßt werden. Ausnahme sind Husten- und Erkältungstees, bei denen das Süßen mit Honig die Wirkung verstärkt. Bei Heiltees ist es erlaubt, den Geschmack durch Zugabe von getrockneten Pfefferminzblättern (ein viertel bis ein halber Teelöffel) oder von ein wenig geriebenen Zitronen- oder Orangenschalen aus biologischem Anbau zu verbessern.

Sie können auch Ihr selbstgemachtes Dörrobst als Süß- oder Aromastoff in den Tee geben.

Sorgfältig beachten sollten Sie auch die angegebene Dosierung, die tägliche Tassenzahl, die Einnahmedauer und den Einnahmezeitpunkt, z. B. vor oder nach dem Essen. Das gewährleistet eine optimale Wirksamkeit bei möglichst wenig Nebenwirkungen. Ein Kräuterheiltee sollte schluckweise getrunken werden, wenn man körperlich und psychisch ruhig ist. Dabei stellt man sich innerlich ganz auf die Überwindung der Krankheit ein.

Bitte beachten Sie die Dosierungsangaben und die Dauer der Einnahme!

Kinder reagieren sensibler auf Heilpflanzen als Erwachsene. Bei Trink- und Früchtetees sollten Sie für Kinder nur die Hälfte der angegebenen Pflanzenmenge verwenden. Heiltees sollten nicht bei Kindern unter vier Jahren verwendet werden, außer es ist ausdrücklich angegeben. Ansonsten geben Sie bei Kindern zwischen vier und zehn Jahren ein Drittel und von 10 bis 14 Jahre die Hälfte der angegebenen Pflanzenmenge. Bittere, abführende, entschlackende und blutreinigende Mischungen sollten bei Kindern nur nach Rücksprache mit dem Arzt oder Heilpraktiker angewendet werden. Das Gleiche gilt während der Schwangerschaft.

Früchte und heilende Pflanzen

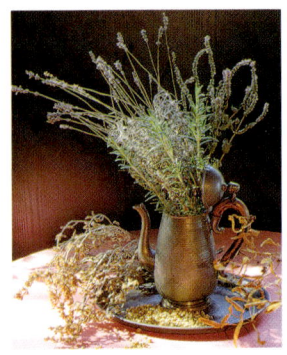

Früchte, Blüten und Kräuter sind Hauptbestandteile für Früchte- und Heiltees. Die gebräuchlichsten dieser Zutaten, die auch zur Vorbeugung und allgemeinen Kräftigung beitragen, werden im folgenden Teil des Buches beschrieben. In den Steckbriefen sind neben der Teeverwendung der einzelnen Pflanzen auch Hinweise zur Linderung verschiedener Beschwerden angeführt.

Kräuter sind wichtige Bestandteile bei der Teebereitung.

Früchte von A bis Z

Die Ananas

Ursprünglich in Mittel- und Südamerika beheimatet, wird die Ananas heute auch in Asien und Afrika kultiviert. Wichtigster Inhaltsstoff ist das Bromelain, ein Enzym, das die Eiweißverdauung fördert und entzündungs- und blutgerinnungshemmend wirkt. Die Ananas enthält außerdem Fruchtsäuren, Fruchtzucker, Mineralstoffe, Vitamin C und ätherisches Öl. Da Bromelain wie Vitamin C einen Großteil seiner Wirksamkeit beim Erhitzen verliert, sollten Sie bevorzugt frische Ananas und frischen Saft verwenden. Reife Früchte erkennen Sie an ihrer dunklen goldbraunen Schale ohne grüne Flecken. Sie sind druckfest, nicht hart und duften aromatisch.

Reife Ananasfrüchte besitzen eine goldbraune Schale, und sie weisen keinerlei grüne Flecken auf.

Der Apfel

Die bei uns kultivierten Sorten des Apfelbaums stammen ursprünglich aus Asien. Karl der Große ordnete bereits um das Jahr 800 die Pflanzung von Apfelbäumen an.

Heilkräftige Pflanzenteile des kultivierten Edelapfelbaums sind die Früchte, die bis zu 30 Prozent Pektin als Inhaltsstoff enthalten, dazu Vitamine, Provitamin A, Mineralien sowie Gerbstoff und Fruchtsäuren. Die Zusammensetzung dieser Stoffe ist je nach Apfelsorte sehr unterschiedlich.

Äpfel haben zahlreiche Heilwirkungen

Äpfel fördern und regulieren die Verdauung, lindern Durchfall und Entzündungen im Darm, entgiften, senken den Cholesterinspiegel, stabilisieren den Blutzucker, beruhigen die Nerven, sind günstig bei Herz- und Gefäßkrankheiten und zudem nahrhaft und sättigend. Die Pektine lindern Entzündungen und schützen die Schleimhäute von Magen und Darm, indem sie sie einhüllen. Aus diesem Grund sind geschabte Äpfel auch nützlich bei Durchfallerkrankungen. Essen Sie ein bis zwei Tage lang nur geschabte Äpfel, ohne Kerne und Gehäuse, und nichts anderes. Diese Behandlung ist auch für Kleinkinder geeignet. Die Pektine im Fruchtfleisch saugen dabei wie ein Schwamm Wasser und giftige Darmprodukte auf, die Gerbsäure hemmt das Bakterienwachstum.

Äpfel wirken auch einer Übersäuerung entgegen, scheinbar paradoxerweise mehr die sauren und halbsauren Äpfel. Das liegt daran, dass sie mehr Fruchtsäuren enthalten, die von unserem Körper nahezu vollständig verbrannt werden können. Saure Äpfel sind auch bei verdorbenem Magen und Durchfall besser geeignet als süße. Letztere enthalten mehr Fruchtzucker und sind nützlich, wenn es uns um eine schnelle Energiezufuhr geht.

Mit Schale und Gehäuse gegessen sind Äpfel auch ein mild stuhlregulierendes Mittel. Essen Sie morgens nüchtern ein bis zwei Äpfel, die sie gut kauen sollten. Sie können die Äpfel auch leicht anbraten, aber ohne Fett und Zucker. Gebratene Äpfel mit zwei Teelöffeln Honig, warm gegessen, helfen bei Heiserkeit.

Es ist heute bekannt, dass bereits Karl der Große, der Kaiser des fränkischen Reiches, um das Jahr 800 das Anpflanzen von Apfelbäumen veranlasst hat.

Ein Apfel ist die ideale Brotzeit für unterwegs – er besitzt viele positive Wirkungen auf unseren Körper.

19

BIOLOGISCHER ANBAU

Die perfekt aussehenden Äpfel in den Supermärkten sind fast ausnahmslos mit Pflanzenschutzmitteln, Düngemitteln, Wachs oder Harz behandelt. Verwenden Sie daher unbedingt Äpfel aus dem biologischen Anbau, auch wenn sie nicht so gut aussehen.

Das Aussehen der Äpfel ist nicht vorrangig, entscheidend ist, dass Sie möglichst wenig behandelte Früchte verwenden.

Apfelschalentee schmeckt fruchtig-aromatisch und wird bei rheumatischen Krankheiten empfohlen. Gießen Sie ein bis zwei Teelöffel getrocknete und zerkleinerte Apfelschalen, am besten von säuerlichen, stark aromatischen Äpfeln, mit einem Viertelliter siedendem Wasser auf. Lassen Sie die Schalen zehn Minuten zugedeckt ziehen, und trinken Sie am besten täglich ein bis drei Tassen des Tees.

Die Aprikose

Der Aprikosenbaum ist eine uralte Kulturpflanze aus Zentralasien und Nordchina, die heute in fast allen Mittelmeerländern gedeiht.

Vor allem getrocknete Aprikosen enthalten reichlich Fruchtsäuren, einen sehr hohen Gehalt an Karotin, Niazin, Kalium, Eisen, Kobalt und Kupfer, außerdem Vitamine der B-Reihe. Die ausgesprochen wertvolle Frucht ist besonders bei Blutarmut und Erschöpfung zu empfehlen.

Aprikosen verderben rasch und sind aus diesem Grund auch stark behandelt. Von Konservenaprikosen, die arm an Vitaminen und mit reichlich Zucker versehen sind, ist abzuraten. Getrocknete Aprikosen sind ein idealer Snack, aber auch hier sollten Sie auf unbehandelte und ungeschwefelte Ware achten. Getrocknete Aprikosenstücke sind eine aromatische und gesundheitsfördernde Bereicherung vieler Früchtetees. Sie können Aprikosen auch mit anderen Früchten kombinieren. Das

Aroma voll getrockneter Früchte ist konzentrierter als das von Dörrobst. Dieses muss gut zerkleinert werden und mindestens ein bis zwei Stunden lang ziehen.

Die Birne

Der Birnbaum ist ein naher Verwandter des Apfelbaums. Er kam schon vor sehr langer Zeit aus Persien nach Europa. Heute kennt man weltweit über 1500 Birnensorten.

Birnen enthalten keine besonders hohen Anteile einzelner Vitamine und Mineralien, dafür aber viele verschiedene in fein abgestimmter Balance, z. B. die Gegenspieler Kupfer und Zink, Kalzium und Phosphor. Diese Zusammensetzung hat den Vorteil, dass Mineralien und Vitamine in unserem Stoffwechsel gut verwertet werden können.

Birnen enthalten viele verschiedene Vitamine in fein abgestimmter Balance.

Die Zellwände verschiedener Birnen sind von unterschiedlich harter Zusammensetzung. Rohe Birnen können zuweilen Magen und Darm belasten, daher sollten Magen-Darm-Kranke nur gekochte Birnen zu sich nehmen. Birnenkompott ist beispielsweise eine bekömmliche Diätspeise bei Leiden der Verdauungsorgane. Wie ihr Verwandter, der Apfel, sollte die Birne nicht zu kalt verzehrt werden.

Birnen sind bei Kreislauf- und Nierenkrankheiten nützlich, da ihr hoher Kaliumgehalt zur milden Ausschwemmung von Wasseransammlungen führt. Die meisten Menschen nehmen zu viel Kochsalz zu sich, entweder über einen allzu großzügig gehandhabten Salzstreuer oder durch Wurstwaren und Konserven, die reichlich Natrium enthalten.

Birnen entwässern, entgiften, sind fäulnishemmend und zusammenziehend.

TEEBEREITUNG NICHT ÜBLICH!

Die Teebereitung ist nicht üblich. Sie können aber z. B. getrocknete Birnenstückchen in Brombeer-, Himbeer-, Erdbeer- oder Johannisbeerblättertee geben.

Die Brombeere

Die bei uns heimische Brombeere wird schon seit langem als Heilpflanze genutzt. Schon in der Zeit um Christi Geburt gab es Rezepte, die das Kauen der Blätter bei Zahnfleischbluten empfahlen. Die wohlschmeckenden Beeren sind reich an Vitamin C, Karotin, Kalium, Kalzium und Phosphor, Pektin und Fruchtsäuren.

Der ausgesprochen gesunde Brombeersaft – frisch gepresst oder aus dem Reformhaus – hilft auch bei Heiserkeit. Gurgeln Sie dazu mit ein wenig angewärmtem Saft und trinken Sie ein Glas schluckweise.

Die Blätter finden in vielen Haustees Verwendung, da sie in fermentierter Form einen dem schwarzen Tee ähnlichen Geschmack haben. Sie enthalten Gerbstoffe, organische Säuren, Flavonoide und etwas Vitamin C.

Die beliebte Brombeere ist vielfältig in ihrer Anwendung. Sie kann sowohl äußerlich als auch innerlich verwendet werden.

Äußerlich werden Brombeerblätter bei Entzündungen von Haut und Zahnfleisch und bei Hämorrhoiden verwendet. Den Tee bereiten Sie wie auf Seite 23 beschrieben, dann spülen Sie entweder damit, oder Sie legen eine mit dem Tee getränkte Kompresse auf die betreffende Hautstelle.

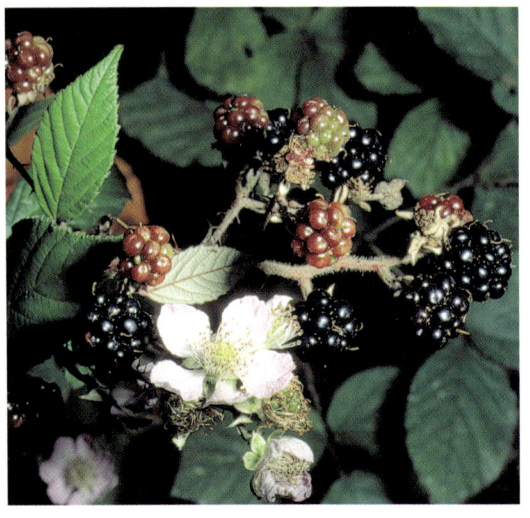

Brombeerblätter sind schleimlösend und blutreinigend. Sie werden deshalb oft in Mischungen für stoffwechselumstimmende Tees, beispielsweise bei Hautkrankheiten, eingesetzt. Da die Blätter jedoch leicht stopfen, sollte jemand, der zu Verstopfungen neigt, sie nur in Kombination mit anderen Heilkräutern genießen, die diese Wirkung neutralisieren: für Trinktees z. B. mit Schlehdornblüten, für stoffwechselumstimmende Heiltees mit Schafgarbenkraut, Löwenzahn- oder Brennnesselblättern.

TEE AUS BROMBEERBLÄTTERN

Medizinisch gesehen ist die zusammenziehende Wirkung der Blätter auf die Schleimhäute von Magen und Darm aufgrund der Gerbstoffe von Bedeutung. Für einen mild wirkenden Heiltee gießt man zwei Teelöffel der Blätter mit einem Viertelliter kochend heißem Wasser auf und lässt alles zusammen 10 bis 15 Minuten ziehen (bei Kindern fünf Minuten). Trinken Sie täglich zwei bis drei Tassen.

Brombeerblätter sind eine gute Grundlage für verschiedene Hausteemischungen, besonders in Kombination mit den verwandten Himbeerblättern, aber auch als einzelner Tee sind sie zu empfehlen. Bereiten Sie dabei den Tee wie oben beschrieben, lassen ihn aber je nach Geschmack nur fünf bis zehn Minuten ziehen. Säuern Sie alles mit einem Spritzer Zitronensaft oder süssen mit Honig nach.

Zur Selbstfermentierung sammeln Sie abends und bei trockenem Wetter junge Blätter und lassen diese zehn Stunden lang welken. Danach rollen Sie sie mit einer Flasche oder Teigwalze, besprengen das gerollte Pflanzengut mit etwas Wasser und schlagen am Ende alles in ein Baumwoll- oder Leinentuch ein. Überlassen Sie die Blätter zwei bis drei Tage an einem warmen Ort der Fermentation, am besten hängen Sie sie mitsamt dem Tuch auf. Zerkleinern Sie dann die getrockneten Blätter und bewahren Sie sie in einem dicht schließenden Glasgefäß auf. Das Aroma, das dabei entsteht, ist chinesischem Tee täuschend ähnlich.

Die Gerbstoffe in den Brombeerblättern wirken zusammenziehend auf die Magen- und Darmschleimhäute.

Die Erdbeere

Von der Walderdbeere stammen die zahlreichen gezüchteten Formen der Gartenerdbeere ab. Erstere sind den gezüchteten

Erdbeeren sowohl geschmacklich als auch inhaltlich weit überlegen.

Die Früchte enthalten wertvolle Inhaltsstoffe, wie Vitamin C und Folsäure, reichlich Mineralstoffe und etwas Salizylsäure. Die Beeren sind nahrhaft in Zeiten der Genesung, helfen bei Blutarmut und Stoffwechselstörungen, kräftigen, reinigen und entgiften. Erdbeeren sind nicht lang haltbar und verderben rasch.

Manchmal kommt es nach dem Genuss von Erdbeeren zu allergischen Reaktionen.

In seltenen Fällen reagieren Menschen allergisch auf den Verzehr von Erdbeeren, z. B. mit Hautausschlägen, Nesselfieber und Juckreiz.

Erdbeeren eignen sich auch gut für Früchtebowle auf Teebasis. Viel verwendet werden auch die Erdbeerblätter, die Gerbstoff, Flavonoide, Vitamin C und etwas ätherisches Öl enthalten. Sie sind harntreibend, zusammenziehend, blutvermehrend und nervenberuhigend.

Für einen Blättertee überbrühen Sie ein bis zwei Teelöffel der zerkleinerten Blätter mit einem Viertelliter kochend heißem Wasser, lassen alles 15 Minuten zugedeckt ziehen und seihen es dann ab. Trinken Sie zwei- bis dreimal täglich eine Tasse. Der gerbstoffhaltige Tee kann bei Durchfall sowie zum Gurgeln bei Entzündungen im Mund, und Rachenraum verwendet werden.

Die Hagebutte

Die Hagebutte verfügt über einen höheren Vitamin-C-Gehalt als Orange oder Zitrone.

Die Hagebutte gehört zur Familie der Rosengewächse, und die Früchte sind echte kleine Vitamin- und Mineralbomben mit den Vitaminen C, B1, B2, E, K und dem Provitamin A. Sie enthalten Fruchtsäuren, Schleim- und Gerbstoff, ätherisches Öl, Pektin, Mineralstoffe und Spurenelemente. Der Vitamin-C-Gehalt ist größer als der von Orange, Zitrone, Sanddorn und Kartoffel. Nur ein kleiner Teil geht bei der Trocknung und der Teezubereitung verloren.

Hagebuttentee hilft bei Erkältungen und Infektionen aller Art, indem er die Abwehrkräfte steigert, erfrischt und kühlt. Für die leicht abführende und harntreibende Wirkung der Hagebutte sind die in den Früchten enthaltenen Kerne verantwortlich. Sie enthalten stoffwechselanregende und säurelösende Substanzen, weshalb Hagebutte (mit Kernen) in Teemischungen zur Blutreinigung und Entschlackung, bei rheumatischen Erkrankungen und Gicht, Nierenschwäche und vorbeugend gegen Steinbildung verwendet wird.

Die Hagebutte besitzt eine abführende und harntreibende Wirkung, die auf die Fruchtkerne zurückzuführen ist.

Wollen Sie diesen Effekt nutzen, dann weichen Sie die Früchte mit den Kernen sechs Stunden lang ein und kochen sie anschließend zugedeckt zehn Minuten. Diesen Tee können Sie auch zur Abwehrsteigerung und bei Erkältung verwenden, oder Sie stellen einen Aufguss aus zerkleinerten Hagebuttenfrüchten her. Zwei Teelöffel Früchte übergießen Sie mit einem Viertelliter siedendem Wasser, lassen sie 15 Minuten lang zugedeckt ziehen, seihen sie ab und trinken dreimal täglich, nach den Mahlzeiten, schluckweise von der Flüssigkeit.

Hagebutten mit Samen sollten nicht bei Harnverhaltung verwendet werden.

Die Heidelbeere

Die Heidelbeere enthält Fruchtsäuren, Gerbstoffe, Pektine, Glykoside, Vitamin C, Provitamin A und Mineralstoffe, die Blätter außerdem Arbutin und Myrtillin, das den Beeren die Farbe verleiht. Heidelbeere, Holunder und schwarze Johannisbeere werden in der Naturheilkunde auch als die »drei Schwarzen« bezeichnet, da sie alle über einen dunklen Farbstoff aus der Gruppe der Anthozyane verfügen, der eine antibakterielle Wirkung hat. Medizinische Verwendung finden die getrockneten Beeren wegen ihrer stopfend-zusammenziehenden und entzündungswidrigen Wirkung auf die Schleimhäute von Magen und Darm. Sie werden als Durchfallmittel verwendet.

Getrocknete Heidelbeeren verwendet man als Durchfallmittel.

Eine Abkochung der gerbstoffhaltige Beeren eignet sich auch zum Spülen und Gurgeln bei Entzündungen von Mundraum, Rachen oder Zahnfleisch. Bei Durchfall ist die Kombination der getrockneten Beeren mit frisch geriebenem Apfel besonders vorteilhaft.

Frische Heidelbeeren wirken, ebenso wie der frische Beerensaft, leicht abführend und nicht stopfend wie die getrockneten Beeren. Frischer Heidelbeersaft kann auch zum Spülen bei Mund- und Rachenkatarrh verwendet werden. Eine über zwei bis drei Tage durchgeführte Kur bringt oft Verdauungsstörungen leichterer Art zum Verschwinden.

Heidelbeerblätter wendet man bei Diabetes an, da sie den Blutzuckerspiegel senken.

Die Blätter der Heidelbeere werden medizinisch aufgrund ihrer blutzuckersenkenden Wirkung bei Diabetes angewendet. Das Myrtillin ist der hierfür wichtige Inhaltsstoff. Man übergießt einen Teelöffel der Blätter mit einem Viertelliter kochend heißem Wasser und lässt alles zugedeckt zehn Minuten ziehen. Trinken Sie zwei- bis dreimal täglich eine Tasse davon. Diese Zubereitung kann auch in Form von Umschlägen bei Hautkrankheiten verwendet werden.

Da es bei der längeren Anwendung von Heidelbeerblättern zu Vergiftungen kommen kann, muss allerdings von einer Selbstanwendung abgeraten werden. Im Vordergrund der Diabetesbehandlung steht ohnehin die nicht zu ersetzende Diät-Insulin-Behandlung. Nichts einzuwenden ist aber gegen die äußerliche Anwendung des Tees.

Himbeeren sind in jeder Form ein echter Hochgenuss.

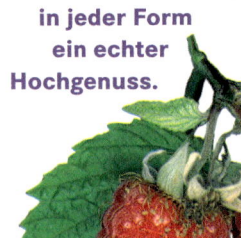

Die Himbeere

Verwendet werden die Blätter und Früchte der in Europa weit verbreiteten und beliebten Himbeere. Die Früchte enthalten Fruchtsäuren, Pektine, ätherisches Öl, die Vitamine B, C, E und Mineralstoffe. Die Blätter enthalten zudem Gerbstoff, die Vitamine A und C und einige Spurenelemente.

Die Früchte schmecken angenehm, haben außerdem entzündungshemmende Eigenschaften und schützen die Blutgefäße. Himbeersaft ist ein wohltuendes, erfrischendes und kräftigendes Getränk bei allen fieberhaften Erkrankungen.

Die Blätter finden in vielen Tees reichlich Verwendung. Die heilenden Qualitäten der Gerbstoffe kommen bei Durchfall zur Geltung. Himbeerblätter sind, wie Brombeerblätter auch, ein zusammenziehendes Mittel und aufgrund ihrer mild heilenden Wirkung besonders bei Durchfall von Kindern geeignet. Aber auch zum Spülen und Gurgeln bei Entzündungen von Mund und Rachen kann man sie einsetzen. Trinktee aus Himbeerblättern lassen Sie fünf Minuten lang ziehen, für Heilzwecke doppelt so lang.

Der Holunder

Der Holunder ist eine echte Volksheilpflanze. Die Beeren enthalten einen Farbstoff aus der Gruppe der Anthozyane, daneben Vitamin C, das Provitamin A, Mineralstoffe, Flavonoide, Gerbstoffe und Fruchtsäuren.

Die Wirkung des Holunders ist leicht abführend, schweißtreibend und kräftigend. Als Winterstärkungsmittel, auch gegen Husten und Erkältung, kann man die Beeren einkochen und mit Zucker zu einem Sirup eindicken. Genauso wirkt ein Saft aus den gekochten Beeren. Er soll auch bei Nervenschmerzen, Ischias und Hexenschuss helfen.

Verwenden sollte man nur gut ausgereifte Beeren in gekochter Form. Unreife Beeren sind schwach giftig, und auch der Genuss reifer roher Beeren kann, bei zu hoher Dosierung, Übelkeit, Erbrechen und Durchfall auslösen, ebenso der Genuss des ungekochten Saftes. In geeigneter Dosierung jedoch sind reife rohe Holunderbeeren ein Mittel gegen Verstopfung. Auch gekochtes Holundermus wirkt abführend – wenn auch nicht so stark wie die rohen Beeren.

Da unreife Holunderbeeren schwach giftig sind, sollten Sie in erster Linie gut ausgereifte und gekochte Beeren verwenden.

27

Am bekanntesten ist die Anwendung der Holunderblüten. Neben etwas ätherischem Öl enthalten sie Flavonoide, Pektine und Schleimstoffe. Trinkt man heißen Holunderblütentee, regen die Flavonoide den Kreislauf an und wirken dadurch schweißtreibend. Zudem führen sie leicht ab und stimulieren das Immunsystem unseres Körpers. Der Blütentee wird eingesetzt bei Erkältung und Grippe, auch zur Vorbeugung, bei Rheuma, Husten, Hautunreinheiten und zur Blutreinigung. Der lauwarme Blütentee, ins Ohr geträufelt, kann Ohrenschmerzen lindern, jedoch nur bei intaktem Trommelfell.

Zur Erkältungsvorbeugung oder bei Rheuma und zur Blutreinigung sollten Sie drei Wochen lang täglich drei Tassen Blütentee trinken. Als Schwitztee sollten Sie zweimal täglich zwei Tassen hintereinander so heiß wie möglich trinken.

Die schwarze Johannisbeere

Die Früchte des bekannten Strauches enthalten organische Säuren, Gerbstoffe, Pektin, Mineralien und Vitamine. Die Beeren enthalten Anthozyane, die das Bakterienwachstum hemmen und positiv auf das Sehvermögen bei Dämmerlicht wirken.

Johannisbeeren enthalten Farbstoffe – Anthozyane – die positiv auf das Sehvermögen bei dämmrigem Licht wirken.

Schwarze Johannisbeeren und ihr Saft wirken regulierend auf den Stuhlgang und helfen bei Durchfällen, die durch Gärungsprozesse im Darm verursacht werden. Der ungesüßte Saft hilft bei Husten und Heiserkeit und dient zur Vorbeugung bei Erkältungskrankheiten und zur allgemeinen Stärkung. Gesüßte Zubereitungen wie Marmelade oder Gelee sind zur Stärkung und Kräftigung zu empfehlen.

Wertvoll sind auch die Blätter, die Gerbstoffe, Flavonoide, Vitamin C und etwas ätherisches Öl enthalten. Sie verfügen über harn- und schweißtreibende, zusammenziehende, antirheumatische und reinigende Eigenschaften. Ein Aufguss daraus wird als Trinktee bei Rheuma, Blasenkatarrh und leichteren Darmentzündungen verwendet.

Die Kirsche

Kirschen stammen vermutlich aus Kleinasien, werden aber schon seit mehreren tausend Jahren in Europa kultiviert. In den meisten im Handel erhältlichen Früchtetees kommen nur die Aromen zur Anwendung, seltener die getrockneten Früchte. Kirschfrüchte sind aromatisch und enthalten Vitamine, Mineralstoffe und Fruchtsäuren. Kirschen sind fett- und eiweißarm und eignen sich daher für die meisten Diäten, besonders bei Herz-Kreislauf-Leiden, Gicht, Rheuma und Nierenerkrankungen. In der Volksheilkunde werden besonders die Fruchtstängel als harntreibendes und schleimlösendes Mittel verwendet. Die Stängel senken den Harnsäurespiegel. Die zerkleinerten getrockneten Früchte schmecken gut als Beigabe in verschiedenen Früchte- und Hausteemischungen, aber auch aus ihnen allein kann man einen aromatischen Früchtetee bereiten.

Die Orange

Der Orangenbaum stammt vermutlich aus Südostasien, wird aber heute im ganzen Mittelmeergebiet angebaut. Man muss unterscheiden zwischen der bitteren Orange, der Pomeranze, und der süßen Orange. Von der letzteren können für Trinktees die ungespritzten aromatischen Schalen verwendet werden. Sie sind leicht entwässernd und verdauungsfördernd und regen die Bronchiensekretion an. Frisch gepresster Saft aus der süßen Orange enthält viel Vitamin C und kräftigt unseren Körper.

Orangenpflanzen enthalten Fruchtsäuren, ätherische Öle, Vitamin C, Flavonoide, Mineral- und Bitterstoffe. Eine 200 Gramm schwere Orange enthält etwa 70 Milligramm Vitamin C, das entspricht dem Tagesmindestbedarf.

Die Orange – es gibt Pomeranzen, süße und bittere Orangen – wird im gesamten Mittelmeerraum angebaut.

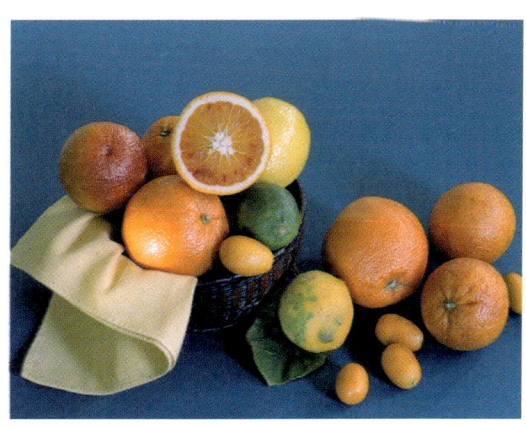

Schalen und Blüten als Tee

Die Pomeranzenschalen sind zur Anregung von Appetit und Verdauung besonders bei Kindern wichtig und werden häufig in Teemischungen zur Geschmacksverbesserung verwendet. Sie kräftigen den Magen, sind mild blähungswidrig und krampflösend bei Magenschmerzen und fördern den Auswurf bei Husten. Zur Appetitanregung trinken Sie eine halbe Stunde vor den Mahlzeiten eine Tasse Orangenschalentee.

Für Orangenblütentee verwendet man fast ausschließlich die Blüten der Pomeranze.

Für einen Tee aus Orangenblüten kommen die Blüten der Pomeranze zur Anwendung, da sie eine stark nervenberuhigende und stimmungsaufhellende Wirkung besitzen. Ein Tee aus den Blüten kräftigt die Nerven bei körperlicher und geistiger Übermüdung und beruhigt mild. Er eignet sich auch gut als Beruhigungs- und Schlaftee für Kinder.

Einen Tee aus den Schalen frischer Orangen oder Zitronen bereitet man durch dünnhäutiges Abschälen der äußersten Schale ohne den weißen inneren Teil. Schneiden Sie dann die dünne Außenschale einer Zitrone oder Orange in einige Stücke, und kochen Sie sie in etwa einem Liter Wasser drei bis fünf Minuten. Das ergibt etwa fünf große Tassen Tee, die Sie über den Tag verteilt zu sich nehmen sollten.

Für Zitronen- oder Orangenschalentees sollten Sie aber nur frische Schalen verwenden, da sich beim Trocknen ein Großteil der ätherischen Öle verflüchtigt.

Die Papaya

Die Frucht des Melonenbaums gehört zusammen mit der Ananas zu den enzymreichsten Tropenfrüchten. Ursprünglich im tropischen Amerika heimisch, wird sie heute in allen tropischen Regionen unserer Erde angebaut.

Neben Enzymen, z. B. Papain, enthält sie einen höheren Vitamin-C-Anteil als die Zitrone, außerdem Provitamin A und Fruchtsäure.

Die Papaya fördert die Verdauung von Eiweiß und Fett und führt leicht ab. Papain hat außerdem eine für die Tropen sehr wichtige Wirkung, es verdaut Darmparasiten. Diese Anwendung, für die vor allem die unreife Frucht, die Samen und Blätter verwendet werden, ist aber Fachleuten vorbehalten. Die Frucht hat wenig Eigengeschmack, weshalb sie nur in Verbindung mit anderen Früchten für Tees Verwendung findet.

Die Papaya wird aufgrund ihres kaum vorhandenen Eigengeschmacks nur als Beigabe für andere Tees genutzt.

Die Passionsfrucht (Maracuja)

Die Passionsblumengewächse gehören zu den Lianen und stammen aus dem tropischen Südamerika. Auffallend sind die überaus farbenprächtigen großen Blüten. Essbare Früchte sind die Passionsfrucht und die säuerliche Maracuja.

Den Früchten, wie auch dem Saft, wird eine krampflösende, beruhigende und schlaffördernde Wirkung zugeschrieben. Die getrockneten Früchte eignen sich als Zugabe in vielen Früchtetees. Eine in Amerika und Ostindien heimische Passionsblumenart, die Passiflora incarnata, findet in der Heilkunde Anwendung zur Beruhigung, bei Nervosität, auch nervösen Herzproblemen, Schlafstörungen und leicht erhöhtem Blutdruck.

Den Früchten der Passionsblumengewächse schreibt man beruhigende und schlaffördernde Wirkungen zu.

Der Pfirsich

Der Pfirsichbaum, eigentlich aus China stammend, wird von alters her im Mittelmeerraum angebaut.

Pfirsichblüten sind blausäurehaltig, so dass von einer Verwendung durch Laien abzusehen ist.

Die Früchte beruhigen, beleben, entgiften und bauen auf. Das Pektin des Pfirsichs hat eine darmregulierende Wirkung. Für Tees werden die Blüten verwendet, die etwas ätherisches Öl enthalten und leicht beruhigend, abführend und hustenstillend wirken.

Aus Pfirsichschalen, nur wenn man ungespritzte erhält, kann man auch einen angenehm aromatischen Tee bereiten. Ebenso kann man Stückchen der geschälten frischen Frucht oder auch der getrockneten Früchte zu Trinktees zugeben.

Die Pflaume

Der Zwetschgen- oder Pflaumenbaum in unseren Gärten stammt von einer Wildpflanze ab, die in Asien beheimatet ist. Die Früchte enthalten Pektine, Fruchtsäuren, Mineralstoffe und Vitamine, besonders das Provitamin A (Beta-Karotin).

Tee aus getrockneten Pflaumenstücken wirkt leicht abführend.

Pflaumen erfrischen und kräftigen und haben entwässernde, entgiftende und abführende Eigenschaften, vor allem Saft und Trockenpflaumen. Roh oder in gekochter Form sind Pflaumen eine wertvolle Diätspeise bei Nieren- und Leberleiden, bei Gicht und Rheumatismus. Sie fördern die Verdauung und regen den Appetit an. Pektinartige Stoffe verleihen dem Stuhl eine weiche Beschaffenheit und erleichtern die Darmentleerung.

Frische Pflaumen sollten nicht in übergroßen Mengen verzehrt werden, da es sonst im Darm zu Gärprozessen kommt, die Magen-Darm-Krämpfe und Durchfall auslösen können. Sie sollten nie unreife Pflaumen essen und zu frischen Pflaumen Wasser trinken.

Die Preiselbeere

Die aromatischen Früchte sind reich an Vitamin C und Fruchtsäuren, außerdem enthalten sie Vitamin B, Provitamin A, Mineral- und Gerbstoffe, Pektine und Arbutin.

Die eingekochten Früchte schmecken erfrischend, regen den Appetit an und wirken leicht stopfend. Zu Heilzwecken werden in erster Linie die Blätter verwendet, die entzündungswidrige, keimtötende, harntreibende und zusammenziehende Eigenschaften haben, die vor allem auf den Arbutin- und Gerbstoffgehalt zurückzuführen sind. Ein wichtiger Anwendungsbereich liegt bei Infektionen der Harnwege, wo die Preiselbeere in ihrer Heilwirkung den Bärentraubenblättern wenig nachsteht. Sie schmeckt allerdings besser und ist magenverträglicher.

Die innere Anwendung der Blätter sollte nur nach fachlicher Absprache mit Ihrem Arzt durchgeführt werden, da sonst Nebenwirkungen zu befürchten sind. Aber auch Preiselbeersaft und Preiselbeeren sind harntreibend und desinfizierend.

Der Schlehdorn

Diese Pflaumenart gilt als allgemein kräftigend, mild harntreibend und abführend. Die blauen Früchte, die Schlehen, enthalten vor allem Gerbstoffe, Fruchtsäuren, Pektin und Vitamin C. Sie schmecken herb und sauer. Der strenge Geschmack mildert sich nach den ersten Herbstfrösten, das ist auch der Zeitpunkt für die Ernte.

Am besten nimmt man Schlehen in Form von Mus oder Saft zur Appetitanregung und Verdauungsförderung teelöffelweise zu sich. Die Inhaltsstoffe der Blüten sind Kumarine und Flavonoide, die der Blätter zusätzlich noch Gerb- und Bitterstoffe. Den Tee bereitet man aus den Blüten, man kann aber auch Blüten und Blätter mischen. Dieser Tee ist ein mild wirksames Abführmittel. Er wirkt harntreibend und blutreinigend.

Schlehenbüsche bieten im Frühjahr einen großartigen Anblick. Im Herbst werden dann die reifen blauen Schlehenfrüchte geerntet.

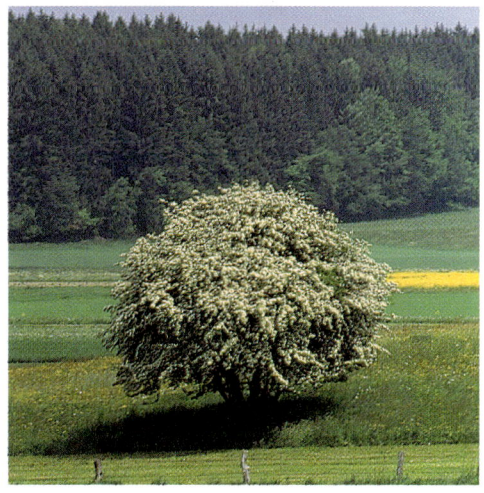

33

Die Zitrone

Der Zitronenbaum stammt ursprünglich aus Indien, wird aber schon seit langer Zeit im Mittelmeergebiet angebaut. Seine Frucht enthält Fruchtsäuren, Mineralsalze und Vitamine. In der Schale befinden sich Karotin, ätherisches Öl, Flavonoide und Kumarin.

Saft und Frucht sind kräftig keimtötend wirksam, beruhigend und erfrischend. Die Zitrone gilt unter den Obstsorten als das beste Entgiftungsmittel. Im Gegensatz zu einer sehr verbreiteten Vorstellung führt ihr Verzehr nicht zur Säurebildung, denn Zitronen gehören zu den besten Basenerzeugern.

Zitronensaft kann zum Desinfizieren verwendet werden, z. B. bei kleineren Wunden und Insektenstichen. Darüber hinaus wirkt er appetithemmend, was man sich bei Abmagerungskuren zunutze machen kann. Trinken Sie dazu morgens den ungesüßten Saft einer halben Zitrone mit etwas Wasser verdünnt. Für Früchtetees verwendet man die Schalen, aus denen sich ein bitter-aromatischer Tee bereiten lässt. Die Schalen gelten als kräftigend, magen- und verdauungsstärkend, blähungs- und entzündungswidrig. Im Vordergrund stehen die Anregung von Appetit und Verdauung und eine allgemeine leichte Stärkung des Körpers. Bei Reizungen der Magenschleimhaut sollten Sie aber auf den Genuss von sauren Früchten verzichten.

Frucht und Saft des Zitronenbaumes sind antiseptisch wirksam, erfrischend, und sie beruhigen bei Nervosität.

TÄGLICHER GENUSS

Ein ausgezeichnetes Getränk zum täglichen Genuss können Sie folgendermaßen herstellen:

Die Schalen von zwei bis drei unbehandelten Zitronen mit einem Liter kochend heißem Wasser überbrühen und zehn Minuten ziehen lassen oder einen Teelöffel als fünfminütige Abkochung bereiten, durchseihen und einige Tropfen frischen Zitronensaft hinzufügen.

Heilende Pflanzen von A bis Z

Der Dinkel

Dinkel ist mit dem Weizen verwandt. Allerdings ist er wesentlich schädlings- und pilzresistenter, so dass er ohne Insektizide und Herbizide angebaut werden kann. Er enthält mehr Eiweiß als Weizen, ebenso mehr essentielle Fettsäuren, einen höheren Kalziumanteil und genauso viele Vitamine der B-Gruppe, dafür weniger Vitamin E.

Dinkelkost fördert das Allgemeinbefinden, die Leistungs- und Konzentrationsfähigkeit. Das Getreide eignet sich auch als Nahrungsmittel für eine Basisdiät bei der Behandlung von Haut- und Schleimhauterkrankungen, von Stoffwechselleiden und Verdauungsstörungen. Dinkel ist wärmend, sättigt gut, verbessert die Blutbildung und trägt zur Normalisierung von Blutzucker- und Cholesterinwerten bei.

Das Eisenkraut

Außer im Norden ist das Kraut in ganz Europa heimisch. Eisenkraut (Verbena officinalis) darf jedoch nicht verwechselt werden mit dem Zitronenstrauch (Verbena odorosa).

Eisenkraut stand bei den antiken Volkern als Heilmittel hoch im Kurs, z. B. als Wundmittel bei Verletzungen, aber auch bei einer Vielzahl anderer Krankheiten, für die wir heute aber über wirksamere Pflanzen verfügen.

Zu den Inhaltsstoffen gehören ein ätherisches Öl, ein Glykosid (Verbenalin), Gerb- und Bitterstoffe, Schleim, Invertin und Korin mit krampflösenden, stärkenden, blutbildenden, schmerzstillenden und wundheilenden Eigenschaften. Durch seine Bitterstoffe regt Eisenkraut Appetit und Verdauung an. Es ist ein gutes Milzmittel, das die Bildung von Blut und Muttermilch fördert. Da Eisenkraut die weibliche Regel anregt, sollte es nicht während einer Schwangerschaft angewendet werden.

Schon in der Antike machten sich die Menschen die Wirkung des Eisenkrauts zu Nutze.

Ein Tee mit dem leicht bitter schmeckenden Kraut ist als Frühstückstee geeignet, speziell bei trockenem Husten, nervösem Kopfschmerz, Erschöpfung, Blutarmut und Nervenleiden.

Die Gerste

Hauptsächlich wird Gerste zur Brotherstellung, Malzgewinnung und Biererzeugung verwendet.

Die mehligen Gerstenkörner sind die ausgereiften Früchte des Getreides. Sie werden verwendet bei der Brotherstellung und zur Malzgewinnung, die wiederum der Biererzeugung dient. Darüber hinaus hat Gerste auch Heilkräfte, z. B. hilft Gerstenschleim bei Magen-Darm-Erkrankungen. Die Körner sind wie alle Getreidefrüchte reich an Mineralien sowie an Vitamin E und B. Der hohe Anteil an ungesättigten Fettsäuren kann helfen, einen erhöhten Cholesterinspiegel zu senken. In der chinesischen Medizin wird die Gerste aufgrund ihrer stärkenden und entgiftenden Wirkung sehr geschätzt.

Die Gewürznelke

Gewürznelken sind die Blütenknospen eines immergrünen Baumes, der ursprünglich aus Indonesien stammt. Sie enthalten reichlich ätherisches Öl und Gerbstoffe sowie Schleimstoffe und Flavonoide.

Gewürznelken finden als Gewürz bei der Zubereitung von Speisen und in Bowlen, Früchtetees und Heiltees Verwendung.

Die Gewürznelke eignet sich besonders gut zur Linderung von Zahnschmerzen.

Nelken fördern Appetit und Verdauung, lindern Blähungen und sind auch ein wurmtreibendes Mittel. Ihre hervorstechendste Eigenschaft aber ist die keimtötende und schmerzstillende Wirkung. Besonders im Bereich der Mundhöhle wird das ätherische Öl zur Linderung von Zahnschmerzen und zur Desinfizierung verwendet. Einen Tropfen Nelkenöl auf einen schmerzenden Zahn geben, das hat schon viele Schmerzmittel überflüssig gemacht. Es ist ein unerlässlicher Bestandteil vieler Mundwässer und medizinischer Zahnpasten. Als Getränk kann man einen Tee mit Nelken bei Erkältungen, Übelkeit oder

Verdauungsproblemen verwenden. Zu hoch dosiert kann das ätherische Öl zur Reizung der Schleimhäute von Mund, Magen und Darm führen.

Der Ginseng

Ginseng ist die bei uns bekannteste chinesische Heilpflanze. Wildwachsende, alte Wurzeln wurden in China über viele Jahrhunderte hinweg mit Gold aufgewogen. Ginseng gilt dort als ein harmonisierendes und stärkendes Heilmittel ersten Ranges. Er ist zwar kein Wundermittel, konnte aber auch bei uns einen festen Platz unter den stärkenden Heilpflanzen einnehmen. Die wichtigen Inhaltsstoffe sind Saponine, Ginsenoside genannt, außerdem Vitamin B und Mineralstoffe.

Ginseng wird als Anregungsmittel bei nervösen Erschöpfungszuständen verwendet.

Die Wurzel findet Verwendung zum Ausgleich des vegetativen Nervensystems, zur Vitalisierung, bei Erschöpfung, Anspannung und Schwächezuständen. Besonders für ältere Menschen hat die Ginsengwurzel ihren Wert.

Im Handel sind viele verschiedene Präparate erhältlich, die man kurmäßig einnimmt. Die Qualität unterscheidet sich zum Teil erheblich. Zur Sicherheit sollten Sie nur Präparate verwenden, die auf ihren Ginsenosidgehalt hin überprüft worden sind. Erkundigen Sie sich in Ihrer Apotheke, und achten Sie darauf, dass Sie asiatischen Ginseng erhalten. Es gibt auch amerikanischen Ginseng, der aber andere Qualitäten als der asiatische hat. Ihm werden mehr kühlende, dem asiatischen dagegen wärmende, stärkende Eigenschaften zugesprochen.

Man unterscheidet asiatischen und amerikanischen Ginseng.

Der Hafer

Hafer stammt ursprünglich aus Kleinasien, wird aber schon seit Jahrhunderten auch in unseren Breiten als Kulturpflanze angebaut. Haferkörner sind mit Vitaminen, vielen Mineralstoffen, dem wertvollen Eiweiß, mit seiner günstigen Zusammensetzung von Aminosäuren ausgezeichnete Stärkungs-

37

mittel bei Depressionen, bei Erschöpfungszuständen und während der Genesung.

Aus dem lateinischen Namen des Hafers, Avenae, leitet sich der alkaloide Wirkstoff Avenin ab – er wirkt beruhigend.

Für die eher beruhigende Eigenschaft des Hafers ist ein Alkaloid verantwortlich, das Avenin. Es kommt besonders zum Tragen, wenn man Hafer in Form des alkoholischen Auszugs, der Tinktur, einnimmt. Haferkuren sind wertvoll als Aufbaukost während der Genesungszeit nach langer Krankheit und dienen als Schonkost, z. B. bei Magen-Darm-Geschwüren, bei chronischem Durchfall, Leber- und Gallekrankheiten, Rheuma und Stoffwechselleiden.

Haferschleimsuppe und Haferbrei sind bewährte Diätetika. Hafersuppe ist zudem bei Lungenleiden zu empfehlen. Schütten Sie überschüssiges Wasser nicht weg, wenn Sie Hafer kochen. In ihm befinden sich die wertvollsten Nähr- und Wirkstoffe. Man kann es mit etwas Honig gesüßt trinken.

Für Tee verwendet man vor allem den grünen Hafer. Er wirkt allgemein kräftigend und harntreibend und ist hilfreich bei nervöser Erschöpfung und Nervenschwäche. Auch bei Rheuma und Gicht leistet er gute Dienste, da er die Ausscheidung von Stoffwechselschlacken fördert. Aus Haferkörnern lässt sich ein kräftigendes Getränk bereiten, und ein Bad mit Haferstroh hilft bei Stoffwechselstörungen, Rheuma und Gicht.

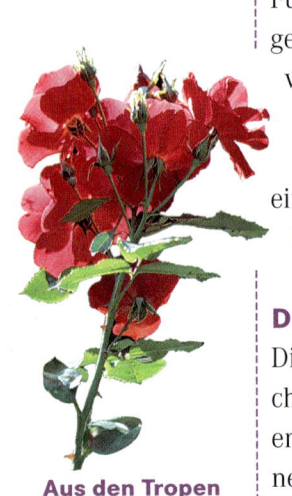

Aus den Tropen kommt der Hibiskus nach Europa. Seine Blüten bilden die Grundlage für den »roten Tee«.

Der Hibiskus (Rote Malve)

Die »Rote Malve« ist in den Tropen zu Hause. Die hervorstechende Eigenschaft des »roten Tees« ist seine durstlöschende, erfrischende Wirkung durch die in den roten Blüten enthaltenen Fruchtsäuren. In den Fruchtsäuren ist auch die Stoffwechsel fördernde, sehr mild abführende Wirkung begründet. Die Blüten enthalten außerdem Flavonoide, Pektin und Schleim.

In Afrika gilt die Malve als entzündungshemmend, wassertreibend und krampflösend. Viele Tees kann man in Farbe und Geschmack durch Hibiskusblüten aufwerten.

Der Ingwer

Ingwer, der ursprünglich aus Asien und von den pazifischen Inseln stammt, wird bei uns vor allem als Gewürz, aber auch zur Aromatisierung von Tees verwendet. Eine besonders wichtige Rolle spielt Ingwer wegen seiner ausgeprägten Heilwirkungen in der Medizin der asiatischen Länder (Indien und China), wo er als eine der wichtigsten stärkenden Heilpflanzen gilt. In indischen Heil- und Trinkteemischungen ist Ingwer neben Zimt und Gewürznelken ein typischer Bestandteil.

Verwendet wird die Wurzel, die ätherisches Öl, Bitter- und Schleimstoffe enthält. Im Vordergrund der Eigenschaften stehen die Appetit- und Verdauungsanregung, daneben lindert Ingwer auch Erkältungen. Hilfreich ist er vor allem, wenn jemand an schwachem oder nervösem Magen leidet und zu Blähungen neigt. Bewährt hat sich die Wurzel auch bei der sogenannten Reisekrankheit. Man kaut z. B. ein kleines Stück der frischen Wurzel (auch kandierter Ingwer ist geeignet), nimmt 30 Tropfen einer Ingwertinktur oder 250 Milligramm Ingwerpulver, in ein wenig Wasser gelöst, ein. Ingwer ist nicht geeignet bei Brechneigung, die im Rahmen einer Schwangerschaft auftritt.

Jasmin sieht nicht nur toll aus, er hat auch äußerst positive Wirkungen, wenn man ihn als Tee zu sich nimmt.

Der Jasmin

Diese Kletterpflanze mit den weißen oder gelben Blüten wird in einigen Ländern des Mittelmeerraumes und in China kultiviert.

Ein Tee aus den Blüten ist wärmend und krampflösend, vor allem auf der emotionalen Ebene. Jasmin beruhigt und hebt gleichzeitig die Stimmung. Viele im Handel als Jasmintee verkaufte Mischungen enthalten nur Aromastoffe, auch halbfermentierte grüne Tees mit einem meist geringen Zusatz von Jasminblüten werden als Jasmintee verkauft.

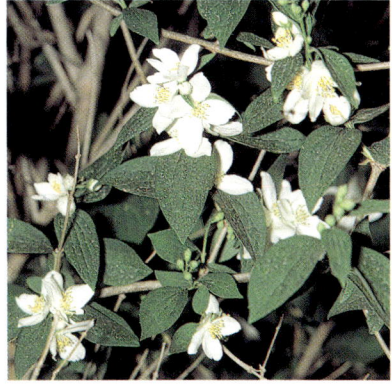

Die Kamille

Die Kamille ist eine der bedeutendsten Heilpflanzen. Die Rede ist hier von der echten Kamille, die in Deutschland wildwachsend vorkommt. Man muss sie von der weit verbreiteten Hundskamille unterscheiden, die allerdings nicht sonderlich gut riecht. Auch der häufig auftretenden Geruchlosen Kamille fehlt dieser typische Duft, sie riecht zwar kamillenähnlich, aber strenger. Sie findet eine ganz andere Verwendung als die echte Kamille, und zwar als Wurmmittel.

Die Kamille ist ein Wunderwerk der Natur, denn sie besitzt unzählige heilende Eigenschaften.

Für Tees werden die Blüten der echten Kamille verwendet, die das ätherische blaufarbene Kamillenöl, mit den Hauptwirkstoffen Chamazulen und Bisabolol, enthalten. Pflanzen aus der Apotheke müssen mindestens 0,4 Gramm dieses Öls in 100 Gramm Blüten aufweisen.

Wie bei allen Pflanzen ergibt das Zusammenspiel aller Inhaltsstoffe die Wirkung: Kamille ist entzündungshemmend, krampflösend und blähungswidrig, beruhigend, wundheilungsfördernd, antiallergisch und antibakteriell.

Das im ätherischen Öl enthaltene Bisabolol übt eine starke Schutzwirkung auf die Magenschleimhaut aus und beugt daher Magengeschwüren vor. Chamazulen, dem die Kamille ihre entzündungswidrige Wirkung verdankt, hilft bei der Ausheilung bereits bestehender Geschwüre. Die beiden Wirkstoffe zusammen machen die Kamille so wertvoll bei der Linderung akuter Magenbeschwerden, bei chronischen Entzündungen der Magenschleimhaut und bei Magengeschwüren.

DOPPELTE MENGE BEI TEEBEUTELN

Bei der Verwendung fertiger Teebeutel sollten Sie zwei und nicht einen Teebeutel verwenden. Kamille wird meistens bei Säureüberschusskrankheiten angewendet, daher darf der Tee nicht gesüßt werden.

Die kurmäßige Anwendung der Kamille

Die Heilkräfte der Kamille treten bei Gastritis und Geschwüren bei kurmäßiger Anwendung in Erscheinung. Bei einer Kur trinkt man drei- bis viermal täglich eine Tasse Tee. Die erste Tasse morgens auf nüchternen Magen, zweimal zwischen den Mahlzeiten und die letzte vor dem Schlafengehen.

Hilfreich ist auch eine Rollkur. Bereiten Sie dazu den Tee und trinken früh morgens eine Tasse auf nüchternen Magen. Danach legen Sie sich fünf bis zehn Minuten auf den Rücken, die gleiche Zeit auf die linke, dann die rechte Seite und zuletzt auf den Bauch. So gelangt der beruhigende Wirkstoff der Kamille in jeden Winkel des Magens. Man kann zur Rollkur auch 30 Tropfen Kamillenextrakt auf ein Glas warmes Wasser zu sich nehmen, dann Durchführung wie eben beschrieben.

Die Behandlung von Gastritis oder Geschwüren gehört in die Hände eines erfahrenen Arztes oder Heilpraktikers. Liegt den Magenbeschwerden ein Gallenleiden zugrunde, mischen Sie die Kamille zu gleichen Teilen mit Pfefferminzblättern, bei nervösen Magenbeschwerden mit Melissenblättern.

Trotz der vielfältigen Wirkungen der Kamille gehört die Behandlung von Gastritis in die Hände eines Facharztes.

Wirkwunder Kamille

Kamillentee hilft bei Entzündungen von Haut und Schleimhaut, Magen und Darm, bei Magengeschwüren, Hautentzündungen und Wunden, Blähungen, Magen-Darm-Krämpfen, Menstruationsschmerzen und prämenstrueller Migräne, bei Reizbarkeit, Übermüdung und bei Nervenschmerzen.

Gurgeln mit Tee lindert entzündliche Beschwerden im Mund- und Rachenraum. Äußerlich wird Kamille in Form von Waschungen, Umschlägen oder Salben bei schlecht heilenden Wunden sowie bei Entzündungen aller Art angewandt.

Ihre milde Wirkung macht die Kamille auch in der Kinderheilkunde zu einem bewährten Mittel. Eine Tasse Kamillentee hilft unruhigen Kindern oft beim Einschlafen.

Kamillentee verhilft unruhigen und hyperaktiven Kindern zu erholsamem Schlaf.

In Bädern und Teilbädern kann Kamille bei Ekzemen und Hautkrankheiten angewendet werden. Inhalationen mit Kamillenblüten mildern die katarrhalischen Beschwerden von Nase und Nebenhöhlen. Mit Pflanzenöl verdünntes Kamillenöl lindert die Schmerzen bei Rheuma und Gicht.

Bei der Anwendung von Kamille kann es in seltenen Fällen zu allergischen Hautreizungen kommen. Bei der Verwendung an den Augen ist daher Vorsicht geboten. Die langfristige Einnahme von Kamille lässt die Schleimhaut aufquellen, daher eignet sich Kamille nicht zum ständigen Gebrauch. Sie ist eine echte Heilpflanze.

Der Lavendel

Südeuropa ist die Heimat des Lavendels. Verwendet werden die Blüten, die ätherisches Öl enthalten, außerdem Flavonoide, Kumarine, Gerb- und Bitterstoffe. Das Öl hat antibakterielle Wirkung und tötet Diphterie- und Typhusbakterien ebenso wie Pneumo- und Streptokokken.

Lavendelöl bekämpft Typhus- und Diphteriebakterien.

Die Hauptwirkung des Blütentees ist beruhigend und entspannend. Er hilft sowohl bei Ängsten und Spannungen als auch bei Krämpfen des Verdauungsapparates und nervösen Kopfschmerzen. Zudem regt Lavendel den Gallefluss an, unterstützt den Blutkreislauf, besonders auch die Durchblutung der Kopfhaut, und er wirkt lindernd und beruhigend bei Husten. Selbst gegen nervöse Herzbeschwerden lohnt sich ein Versuch mit dem Blütentee. Bei äußerlicher Anwendung sind Umschläge mit dem Aufguss zu empfehlen, sie helfen bei

VORSICHT KOPFSCHMERZEN!

Zu reichlicher Gebrauch von Lavendel, insbesondere das Auslegen von Lavendelkissen im Schlafzimmer, kann durchaus zu Kopfschmerzen führen.

Verbrennungen und Insektenstichen. Außerdem wird Lavendel zur Reinigung bei Akne oder unreiner Haut verwendet. Eine Spülung mit dem Aufguss erfrischt den Atem und reinigt die Mundhöhle. Meistens findet man Lavendel in Teemischungen zur Beruhigung oder Schlafförderung. Der Sud im Badewasser beruhigt, löst Krämpfe und erfrischt gleichzeitig. Rheumatische und neuralgische Schmerzen kann man lindern, indem man einige Tropfen Lavendelöl in ein Massageöl gibt und die schmerzenden Stellen damit einreibt.

Die Lindenblüte

Zu den Inhaltsstoffen gehören ein ätherisches Öl, Flavonoide, Saponine, Gerb- und Schleimstoffe. Heißer Lindenblütentee ist ein schweiß- und harntreibendes Mittel bei Erkältung, Grippe und Katarrh. Er regt das Abwehrsystem an und ist daher zur Vorbeugung geeignet. Der Tee entspannt und beruhigt das Nervensystem. Lindenblüten erweitern die Gefäße und stehen im Ruf, hohen Blutdruck günstig zu beeinflussen.

Nach Durchnässung oder Unterkühlung sollten Sie gleich heißen Tee trinken. Das hat schon vielen einen Schnupfen erspart.

Der Mais

Der Mais stammt ursprünglich aus Peru. Von den Inhaltsstoffen sind die Vitamine B und E, Eisen, Zink, Magnesium und Selen zu erwähnen.

Mais kräftigt und vitalisiert, regt die Blutbildung und das Immunsystem an. Aus den Körnern wird Maisgrieß, -grütze und -mehl, aus den Keimlingen der Körner Keimöl gewonnen.

Mais hat eine harmonisierende Wirkung und hilft daher bei Magenleiden, innerer Unruhe und hohem Cholesterinspiegel. Besonders heilkräftig sind die Maisgriffel, Fäden, die zur Blütezeit aus den Blattscheiden heraushängen. Sie enthalten fettes und ätherisches Öl, Gerb- und Bitterstoffe, Saponine, Alkaloide, etwas Vitamin C und Mineralstoffe. Die Fäden wirken harntreibend, unterstützen die Entschlackung und haben an-

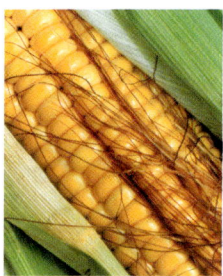

Die Maisgriffel, lange Fäden, die sich wie Tentakeln am Mais entlang winden, wirken harntreibend und entschlackend.

tiseptische Eigenschaften. Sie nehmen überschüssige Hitze weg, entspannen und harmonisieren.

Die wilde Malve (Käsepappel)

Malvenarten sind in ganz Europa verbreitet. Als Heilpflanzen wurden sie in China schon vor 5000 Jahren verwendet.

Die Schleimstoffe in den Blüten und Blättern lindern Hustenreiz und helfen bei Entzündungen der Schleimhäute von Mund und Rachen, Magen und Darm.

Malve muss auf kaltem Wege ausgezogen werden, da sonst die Schleimstoffe zerstört werden. Übergießen Sie zwei Teelöffel der Blüten, Blätter oder einer Mischung aus beidem mit einem Viertelliter zimmerwarmem Wasser und lassen es sechs bis zehn Stunden ziehen. Bei starkem Hustenreiz und Durchfall empfehlen sich bis zu drei Tassen täglich. Bei Entzündungen im Hals-Rachen-Raum können Sie mit dem Tee auch gurgeln.

Die Malve hilft auch in der Wundbehandlung. Sie ist allerdings für Laien nicht ratsam, da sie bei unsachgemäßem Umgang die Gefahr einer Zweitinfektion birgt.

Die einheimische Malve mit ihren bläulichen bis rosa Blüten ist nicht zu verwechseln mit der roten Malve (Hibiskus). Die Blüten der einheimischen Malve werden häufig zur Verschönerung von Früchtetees gebraucht.

Die Mate

Der Hauptwirkstoff des Matetees ist das Koffein, das aufmunternd und belebend auf den Kreislauf wirkt.

Die Mate ist ein südamerikanischer Baum, dessen Blätter für einen koffeinhaltigen Tee verwendet werden. Die aufmunternde und kreislaufbelebende Wirkung des Matetees ist auf das Koffein zurückzuführen. Daneben enthalten die Blätter Flavonoide, Saponine und Gerbstoffe.

Als Genussmittel ist Mate schwarzem Tee vergleichbar. Wie dieser fördert auch er die Harnausscheidung. Mate hat eine leicht abführende Wirkung und dämpft das Hungergefühl.

SÜDAMERIKANISCHE GESELLIGKEIT

Mate ist in Südamerika ein geselliges Getränk, das zwischen mehreren Personen herumgereicht und bis zu viermal aufgegossen wird. Dabei sollte sich eine Person mit ein bis zwei Teelöffeln pro Tasse begnügen, sonst kann es zu Magenreizungen kommen.

Weniger bekannt ist, dass der südamerikanische Originalmatetee außer den Blättern auch kleine Äste enthält. Daher besitzt er einen wesentlich höheren Anteil an Gerb- und Bitterstoffen und damit eine die Verdauung und den Stoffwechsel anregende Wirkung. In seiner krankheitsvorbeugenden Eigenschaft für das Verdauungssystem und die Leber ähnelt der »bittere Mate« mehr dem grünen Tee als dem schwarzen Genusstee.

Die Melisse

Die Heimat dieser wichtigen Heilpflanze ist Südeuropa. Verwendet werden die Blätter, sie enthalten bis zu 0,2 Prozent ätherisches Öl, Mineral-, Gerb- und Bitterstoffe sowie Flavonoide. Das Öl ist antibakteriell wirksam. Terpene (Kohlenwasserstoff-Verbindungen) sind die dafür wichtigen Inhaltsstoffe.

Die hervorstechendste Eigenschaft der Melisse ist ihre ausgleichende Wirkung auf das vegetative Nervensystem. Besonders geeignet ist sie für Menschen mit nervöser Natur, denen eine schlechte Nachricht schnell auf den Magen oder das Herz schlägt. Melisse wirkt zudem entblähend, krampflösend und allgemein stärkend. Man verwendet Tee bei Nervosität, Unruhe, Lampenfieber, bei nervös bedingten Kopfschmerzen und Schlafstörungen, Magenleiden, Blähungen und Herzstörungen, bei Magenkrämpfen und Menstruationsbeschwerden. Melisse wird in vielen Mischungen eingesetzt, oft in Kombination mit Pfefferminze in Magen-, Gallen- oder Lebertees.

In der heutigen reizüberfluteten Zeit kann ein Abendtee mit Melisse wärmstens empfohlen werden.

Der alkoholische Auszug, jedem bekannt als Melissengeist, wird eingenommen bei Müdigkeit und Abgespanntheit und zum Einreiben verwendet zur Schmerzlinderung bei Rheuma. Das in der Melisse enthaltene ätherische Öl wirkt auch als Antihistaminikum lindernd bei allergischen Ekzemen.

Die Pfefferminze

Pfefferminze wird verschiedenen Tees wegen ihres guten Geschmackes beigefügt.

Bei der Pfefferminze handelt es sich um eine schon vor langer Zeit entstandene Kreuzung verschiedener Minzarten, die vermutlich ursprünglich aus dem fernen Osten stammt. Man verwendet die Blätter, denn sie enthalten etwa vier Prozent ätherisches Öl, wovon wiederum 50 bis 60 Prozent Menthol ausmacht, Flavonoide, Gerb- und Bitterstoffe.

Ein Blättertee ist ein ausgezeichneter Magentee bei Übelkeit und Brechreiz, vermutlich durch eine betäubende Wirkung auf die Magenschleimhaut. Pfefferminze fördert den Appetit, wirkt Gärungsprozessen im Magen entgegen und ist leicht krampflösend bei Koliken und Krämpfen von Magen und Darm.

Die Produktion von Galleflüssigkeit in der Leber und die Galleausschüttung der Gallenblase in den Darm werden durch den Tee angeregt. Pfefferminztee ist hilfreich bei Magenerkrankungen mit Übelkeit und Brechreiz, besonders wenn sich dahinter eine chronische Gallenwegs- oder Gallenblasenerkrankung (etwa Gallensteine) verbirgt, aber auch bei chronischen Bauchspeicheldrüsen-Erkrankungen und bei Gärungsprozessen im Darm.

Das ätherische Öl der Pfefferminze ist stark bakterizid und heilt, äußerlich angewendet, Entzündungen und Geschwüre und lindert Juckreiz. Der kühlende, betäubende und erfrischende Einfluss des Öls wird in zahlreichen Einreibemitteln und Pastillen genutzt. Es hilft auch bei schlechtem Atem.

Die Pfefferminze ist in zahlreichen Mischungen für Magen, Darm oder Galle enthalten. Wie bei der Kamille auch, lässt sich aus den frischen Blättern ein wirksamer, aber vor allem aromatischer Tee bereiten. Verwenden Sie dazu getrocknete Blätter aus der Apotheke. Pfefferminze hat eine kühlende Wirkung und sollte daher nicht ständig als Haustee getrunken werden. Bei häufigem und hochdosiertem Gebrauch kann sie leicht stopfen.

Die Ringelblume

Zu Heilzwecken verwendet man die Blüten der in Europa heimischen Ringelblume, die ätherisches Öl, Flavonoide, organische Säuren, Saponine, Schleim- und Bitterstoffe enthalten.

Die Ringelblume stammt aus der gleichen Pflanzenfamilie wie die Arnika und besitzt auch viele ihrer wundheilenden Eigenschaften, wenn auch weniger ausgeprägt. Sie wirkt keimtötend, antibakteriell und reinigend und fördert die Wundheilung. Eine Kompresse oder ein Umschlag mit einem Blütenaufguss lindert Verbrennungen und Verbrühungen und hilft bei schlecht heilenden Wunden und Verstauchungen. Ringelblumentee regt mild den Gallefluss an, ebenso den Lymphfluss, und hat eine regulierende Wirkung auf die Regelblutung der Frau. Auch die Beschwerden bei Gastritis werden gelindert. Ringelblumenblüten werden vielen Mischungen beigefügt, besonders auch zur Blutreinigung, da sie den Säftefluss anregen. Zur Blutreinigung oder bei Gallenleiden sollten Sie täglich zwei bis drei Tassen Tee trinken. Zur Normalisierung der weiblichen Regel, ab einer Woche vor Beginn der Regel bis zum Ende, nehmen Sie ebenfalls zwei bis drei Tassen täglich ein. Den lauwarmen Tee können Sie auch äußerlich für Umschläge und Auflagen bei Hautentzündungen nutzen.

Die Ringelblume ist ein Gewächs aus der Gattung der Korbblütler.

Die Rose

Die Römer brachten die Rose von Persien nach Europa, von wo aus sie in die Gärten der ganzen Welt verbreitet wurde. Die Blü-

Die Rose wird heutzutage fast nur noch zur Verschönerung von Trinktees verwendet.

tenblätter der Gartenrose enthalten vor allem Rosenöl mit seinen hunderten von Duftstoffen, außerdem Gerbstoffe, Flavonoide und Anthozyane. Rosenöl ist sehr teuer, denn man benötigt für ein Kilogramm Öl zwischen 2.000 und 3.000 Kilogramm Blütenblätter!

Medizinisch stand die Rose im Mittelalter in hohem Ansehen. Die Blätter wurden aufgrund des Gerbstoffgehalts gegen Durchfall, die Blüten als Herz- und Nervenstärkungsmittel und zur Blutreinigung verwendet. Heute spielen Rosenblätter arzneilich gesehen kaum noch eine Rolle.

Der Rotbusch, auch Rooibos

Der Rotbusch stammt aus Südafrika. Der aromatische Rotbuschtee, Massaitee genannt, wird aus den fermentierten Zweigspitzen hergestellt. Dazu werden die nadelartigen Blätter des Rotbusches zerkleinert, gequetscht und 8 bis 24 Stunden lang der Fermentation ausgesetzt. Auf diese Weise entsteht die typische rötliche Farbe.

In Südafrika ist er eine Art »Nationalgetränk«, welches auch bei Magenunstimmigkeiten und als leicht beruhigender Schlaftrunk empfohlen wird. Der Strauch enthält Vitamine und Mineralstoffe, daneben Gerb- und Bitterstoffe in weit geringerer Menge als Schwarztee. Er kann als geschmackliche, koffeinfreie Alternative zu Schwarztee oder auch zu Früchte- und Kräutertees verwendet werden. Massaitee bietet sich als Grundlage für Tee-Frucht-Mixgetränke an. Je nach Geschmack kann man Früchte oder Fruchtschalen zugeben.

Die Schlüsselblume

Die in Europa heimische Schlüsselblume ist vielen besser unter dem Oberbegriff Primel bekannt. Verwendung finden Blüten und Wurzeln, die Saponine, Glykoside, Flavonoide und ätherisches Öl enthalten.

Die Wurzeln sind aufgrund ihres hohen Saponingehalts außerordentlich wirksam in Heiltees zur Schleimlösung bei Bronchitis und Keuchhusten. Zudem fördern sie die Harnausscheidung. In der gleichen Richtung, wenn auch wesentlich schwächer, wirken die Blüten. Sie enthalten das meiste ätherische Öl, das beruhigend wirkt. Ein Tee aus den Blüten wirkt mild gegen Schlaflosigkeit und nervöse Spannungen und kann auch bei Kopfschmerzen getrunken werden.

In unseren Breiten trägt die Schlüsselblume auch den Namen Primel.

Pfarrer Kneipp war ein großer Anhänger der Schlüsselblume, und er nutzte Wurzeln und Blüten auch zur Blutreinigung, speziell in Mischungen für Rheuma und Gicht, um Giftstoffe auszuscheiden. Die Blüten schmecken angenehm und können in Mischungen für leicht beruhigende Trinktees verwendet werden.

Primelallergien sind relativ häufig. Es gibt Menschen, die schon bei der Berührung mit einer Primel einen starken Hautausschlag bekommen. Das betrifft allerdings fast ausschließlich die ausländische Zierpflanze und nicht die als Heilpflanze verwendete Schlüsselblume. Gleichwohl sollten Menschen mit ausgeprägter Primelallergie auch die bei uns heimische Primel mit Vorsicht anwenden.

Allergien und Hautausschläge sind bei der Anwendung von Primeln keine Seltenheit.

Die Süßholzstaude

Die Süßholzstaude ist im gesamten Mittelmeergebiet heimisch. Verwendet wird die Wurzel, die im Spätherbst ausgegraben und an der Sonne getrocknet wird. Aus dem eingedickten Wurzelsaft werden die allseits bekannten und beliebten Lakritzstangen gepresst oder gegossen. Die Wurzel enthält einen Süßstoff, der etwa 50-mal so süß wie Zucker ist, und verschiedene Flavonoide.

Süßholz hat einen schützenden Einfluss auf die Schleimhaut von Magen und Zwölffingerdarm und wirkt krampflösend und entzündungswidrig. Die Wurzel wird auch zur Auswurfförderung bei Husten eingesetzt. Den Einzeltee kann man bei Gastritis verwenden. Zwei- bis dreimal eine Tasse nach den Mahlzeiten hilft gegen Geschwüre.

Solange Sie auf die Dosierung und Einnahmedauer achten, sind keine Nebenwirkungen zu befürchten. Bei längerer Anwendung, besonders bei gleichzeitig hohen Dosierungen, fördern die Inhaltsstoffe der Wurzel die Einlagerung von Wasser in das Gewebe, wodurch es zur Aufschwemmung von Gesicht und Gliedmaßen (besonders der Knöchel) sowie zu Schwindel und Kopfschmerzen kommen kann. Süßholz sollte daher nicht länger als vier Wochen angewendet werden.

In erster Linie wird die Süßholzstaude in der Lakritzeherstellung verwendet.

Die weiße Taubnesselblüte

Die weiße Taubnessel enthält Gerb- und Schleimstoffe, Flavonoide, ätherisches Öl und Saponine. Verwendet wird das blühende Kraut, oft auch die Blüten allein.

Das ganze Kraut ist ein gutes Heilmittel bei Frauenleiden wie unregelmäßiger Regel, Weißfluss und zu schwacher Menstruationsblutung. Am besten mischt man für diese Beschwerden Taubnesselblüten mit Schafgarbenkraut zu gleichen Teilen und bereitet daraus einen Tee. Falls notwendig, kann man den Tee auch kurmäßig drei Wochen lang einnehmen.

Die Blüten der Taubnessel finden wegen ihres angenehmen Geschmacks oft in Heil- oder Trinktees Verwendung.

Taubnesseln besitzen brennnesselähnliche Blätter. Man unterscheidet weiße, gefleckte und rote Taubnesseln.

Das Veilchen

Alle Teile des wohlriechenden Veilchens werden zu Heilzwecken verwendet. Sie enthalten Saponine, ein Glykosid und ätherisches Öl, besonders die Wurzel ist reich an schleimlösenden Saponinen.

Veilchentee und -sirup sind mild wirkende Hustenmittel, wenn der Schleim fest sitzt. Für einen Tee gibt man zwei Teelöffel der Wurzel allein oder gemischt mit dem Kraut in einen Viertelliter Wasser. Alles zugedeckt bis zum Sieden erhitzen, vom Herd nehmen und noch fünf Minuten lang ausziehen lassen. Diesen Tee kann man neben der Anwendung bei Husten auch äußerlich und innerlich bei Hautkrankheiten verwenden.

Der Waldmeister

Die Pflanze ist fast überall in Europa verbreitet. Verwendet wird in erster Linie das blühende Waldmeisterkraut, das Kumarine, Gerb- und Bitterstoffe sowie Vitamin C enthält. Der süße Duft nach frischem Heu wird durch die Kumarine hervorgerufen.

Der Waldmeister ist eine aromatische und aus diesem Grund häufig verwendete Pflanze. Im Vordergrund steht die leicht beruhigende und krampflösende Wirkung, so dass Waldmeister bei Unruhe, Nervenschmerzen, unregelmäßiger Herztätigkeit und Schlaflosigkeit verwendet wird.

Außerdem ist die Pflanze harn- und leicht schweißtreibend, was sie für Blutreinigungs- und Entschlackungstees nützlich macht. Als Schlummertrunk sollten Sie spätabends eine Tasse Waldmeistertee trinken.

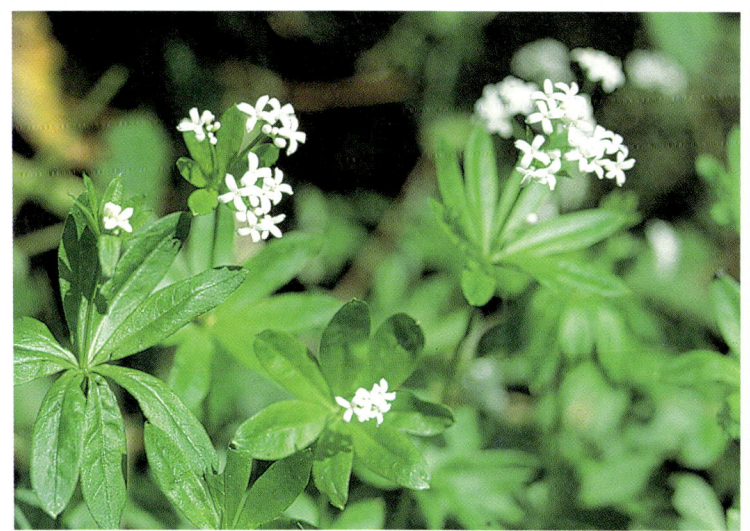

Bekannt ist der Waldmeister vor allem als Bowle, doch er besitzt neben seinem süßen Aroma auch einige heilende Wirkungen.

MEIDEN SIE ÜBERDOSIERUNGEN

Überdosierungen sollten Sie vermeiden, da sie aufgrund des Kumaringehalts des Waldmeisters zu Kopfschmerzen und Übelkeit führen können.

Der Ysop

Man nennt das Ysopkraut auch Josephskraut.

Die Heimat dieser Pflanze ist der Mittelmeerraum, sie wird aber auch bei uns angebaut. Verwendet wird das blühende Kraut der Pflanze, das ätherisches Öl, Gerbstoff und Flavonoide enthält.

Ysoptee schmeckt angenehm, er wärmt, entschleimt, reinigt, regt an und stärkt. Man kann ihn bei Brust- und Lungenleiden zur Schleimlösung verwenden und zur Anregung von Appetit und Verdauung. Zudem wirkt Ysop mild krampflösend und harntreibend. Für einen Tee gibt man einen Teelöffel Kraut in eine Tasse und übergießt es mit kochend heißem Wasser. Zehn Minuten ziehen lassen und ein bis drei Tassen täglich trinken. Bei Krankheiten der Atemwege ist das Süßen mit Honig zu empfehlen.

Der Zimtbaum

Zimt stammt aus dem ostasiatischen und australischen Raum und man unterscheidet etwa 200 Arten.

Der immergrüne Baum, nicht selten über zwölf Meter hoch, kommt aus Sri Lanka, wird aber seit langer Zeit in anderen tropischen Ländern intensiv angebaut.

Verwendet wird die getrocknete Rinde des Stammes oder der Zweige. Röllchen oder Stangen stammen von jungen, bis sechs Jahre alten Bäumen, Streifen von alten Bäumen. Die Rinde enthält ein bis zwei Prozent ätherisches Öl, das im wesentlichen den typischen Geruch und Geschmack bedingt, außerdem Gerb-, Schleim- und Bitterstoffe. Das ätherische Öl des srilankischen Zimts ist stark antiseptisch und tötet den Typhuserreger noch in einer Dosis von eins zu hundert.

Zimt hat vielfältige allgemein anregende und stärkende Eigenschaften. Daher kommt auch seine Verwendung als Aphrodisiakum. Appetit und Verdauungssäfte werden angeregt, Atemfrequenz, Herzschlag und Körpertemperatur mild gesteigert und auch die Kontraktion der Gebärmutter gefördert. Zimt hat einen lindernden Effekt bei Blähungen und Völlegefühl, wirkt aber im Gegensatz zu der sonst meist anregenden Wirkung regulierend bei hohem Blutdruck.

Den Tee kann man auch zur Regulierung der weiblichen Regel und als blutungsmilderndes Mittel einsetzen. Zimt sollte aber nicht in der Schwangerschaft und bei Magen- oder Darm-Geschwüren verwendet werden. Besonders bei höheren Dosierungen kann es gelegentlich zu allergischen Erscheinungen kommen, selten auch zu Krämpfen.

Das Zitronen- oder Lemongras

Die Pflanze aus dem arabischen Raum und aus Spanien ist wegen ihres zitronenartigen Geschmacks als Genusstee im Handel. Das Lemongras-Aroma ist im ätherischen Öl enthalten. Zitronengras ist allgemein belebend und leicht entwässernd. Zitronengras und Zitronenstrauch, gemischt zu gleichen Teilen, ergeben einen zitronenartig schmeckenden Trinktee.

Lemongras enthält vor allem ätherische Öle, die in der Parfümherstellung genutzt werden.

Der Zitronenstrauch

Der aus Chile stammende Strauch wurde Ende des 18. Jahrhunderts nach Europa gebracht. Seine Wirkstoffe sind vor allem ätherische Öle. Der Zitronenstrauch ist unter der Bezeichnung »Verbenatee« im Handel erhältlich.

Die Wirkungen der Blätter sind leicht verdauungsfördernd, entwässernd, appetitanregend, krampflösend und beruhigend. Im Vordergrund steht hier aber das aromatische, sehr mild schmeckende Beruhigungsgetränk. Empfehlenswert ist auch die Mischung mit getrockneten Kirschfrüchten.

Tees für den täglichen Genuss

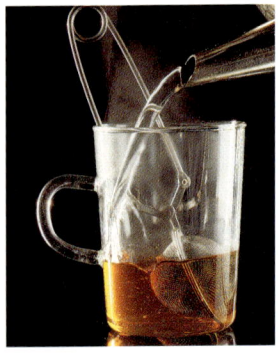

Achten Sie bei der Dosierung darauf, ob der Tee für Erwachsene oder Kinder sein soll.

In diesem Kapitel finden Sie eine Reihe wohlschmeckender Teemischungen für den täglichen Genuss und für besondere Gelegenheiten – zur Stärkung, Entspannung und Entschlackung.
Die Tees enthalten Früchte, Blüten oder mild wirkende Heilkräuter. Mit Ausnahme der reinen Früchtetees verwendet man für Kinder die Hälfte der angegebenen Dosierung. Ingwer- und Ginsengtee sowie Entschlackungs- und Blutreinigungstees sollten Kindern nicht ohne Absprache mit einem Fachmann verabreicht werden. Mischungen mit den koffeinhaltigen Mateblättern und grünem Tee sind gleichfalls nicht für Kinder geeignet.

Früchte- und Haustees

Trinktees

Erfrischender und belebender Frühstückstee

♦ ZUTATEN ♦

je 30 g Hagebuttenfrüchte und Hibiskusblüten
je 15 g Melissen- und Pfefferminzblätter
10 g Spierstaudenblätter

Vermischen Sie alle Kräuter und Früchte miteinander. Überbrühen Sie 2 Teelöffel der Mischung mit ¼ Liter kochend heißem Wasser und lassen alles 4 Minuten ziehen. Anschließend durchseihen und 1 Tasse Tee zum Frühstück trinken.

Frühstückstee mit dem kreislaufanregenden Rosmarin

♦ ZUTATEN ♦

je 20 g Brombeer-, Himbeer- und Rosmarinblätter

1–2 TL der Mischung mit ¼ Liter kochend heißem Wasser übergießen und 5–10 Minuten ziehen lassen.
Abseihen und morgens 1 Tasse trinken.

Mild anregender, ausgleichender Frühstückstee

1–2 TL der Mischung mit ¹/₄ Liter kochend heißem Wasser übergießen, danach 5 Minuten zugedeckt ziehen lassen und morgens 1 Tasse trinken.

♦ ZUTATEN ♦
je 20 g Eisenkraut, Schlüsselblumenblüten und Melissenblätter

Wohlschmeckender Kräuterhaustee

1–2 TL der Mischung mit ¹/₄ Liter kochend heißem Wasser überbrühen und 10 Minuten zugedeckt ziehen lassen. Durchseihen und nach Geschmack und Bedarf zwischen 1 und 4 Tassen täglich trinken.

♦ ZUTATEN ♦
je 15 g Brombeer-, Himbeer-, Erbeer- und schwarze Johannisbeerblätter

Dieser Tee lässt sich ohne weiteres in einen mild wirkenden Blutreinigungstee umwandeln. Geben Sie dafür der obigen Mischung 40 Gramm Schlehdornblüten zu. Dann nehmen Sie drei Wochen lang täglich zwei Tassen dieses Tees als Kur ein. Nimmt man fermentierte Blätter für das obige Grundrezept, hat man einen chinesischen Tee, der schwarzem Tee sehr ähnlich schmeckt und den man das ganze Jahr über trinken kann. Zur Selbstfermentierung von Brombeerblättern siehe Seite 23.

Vanille-Apfel-Tee

1 TL der vermischten Zutaten mit ¹/₄ Liter kochend heißem Wasser überbruhen und 5–10 Minuten ziehen lassen.

♦ ZUTATEN ♦
je 15 g Vanilleschotenstücke und Zimtrinde 20 g Apfelstücke

Erfrischender, säuerlich schmeckender Tee

1–2 TL mit ¹/₄ Liter kochend heißem Wasser übergießen und 5–10 Minuten zugedeckt ziehen lassen. Abseihen und mehrmals täglich 1 Tasse nach Bedarf trinken.

♦ ZUTATEN ♦
je 25 g Sauerdorn- und Hagebuttenfrüchte

Aromatischer Zitronentrinktee

2 TL der Mischung mit ¹/₄ Liter kochend heißem Wasser überbrühen und 5–10 Minuten ziehen lassen. Mehrmals täglich 1 Tasse nach Bedarf trinken.

♦ ZUTATEN ♦
je 15 g Verbenakraut, schwarze Holunderbeeren, Zitronen- und Orangenschalen

Früchtetees auf Hagebutten-Hibiskus-Grundlage

1–2 TL der Mischung mit $^1/_4$ Liter kochend heißem Wasser übergießen und 5–10 Minuten zugedeckt ziehen lassen.

Für die folgenden Teerezepte dient der Hagebutten-Hibiskus-Tee als Grundlage. Es gilt: Mischen Sie die Früchte und Kräuter zu gleichen Teilen – Teebereitung nach dem obigen Grundrezept. Wenn Sie Dörrobst verwenden, fertigen Sie zunächst einen mehrstündigen Auszug aus diesem an, dann bereiten Sie den Hagebutten-Hibiskus-Tee und mischen beide Auszüge.

✳ Hagebutten-Hibiskus-Grundlage, Apfelstücke (evtl. schwarze Johannisbeeren)

✳ Hagebutten-Hibiskus-Grundlage, Holunderbeeren, Orangenschalen, schwarze Johannisbeeren

✳ Hagebutten-Hibiskus-Grundlage, Erdbeer- und Himbeerstücke

✳ Hagebutten-Hibiskus-Grundlage, Maracujafrüchte, Zitronen- und Orangenschalen

✳ Hagebutten-Hibiskus-Grundlage, getrocknete Kirsch- und Apfelstücke sowie kandierte Himbeer- und Ananasstücke

✳ Hagebutten-Hibiskus-Grundlage, Pfirsich-, Apfelstücke, Sonnenblumenblüten, Holunderbeeren

✳ Hagebutten-Hibiskus-Grundlage, Orangen- und Zitronenschalen sowie kandierte Ananas- und Mangostücke

✳ Hagebutten-Hibiskus-Grundlage, Apfelstücke, Erdbeerstücke, Holunderbeeren, Orangenschalen, Rosenblüten, Kornblumen, Sonnenblumenblüten

Die Hagebutte gehört zur großen Familie der Rosengewächse.

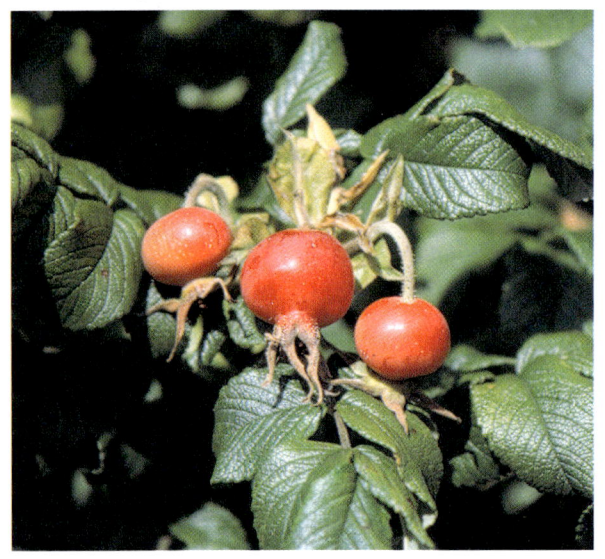

* Hagebutten-Hibiskus-Grundlage, Heidelbeeren, Holunderbeeren, Apfelstücke, Erdbeerblätter, schwarze Johannisbeerblätter
* Hagebutten-Hibiskus-Grundlage, Apfelstücke, Vanilleschotenstücke

Mischungen mit Hagebutte und Hibiskus sind nicht nur gesund, sie schmecken auch gut.

Familientrinktee

1 3 gehäufte EL der Hagebutten-Hibiskus-Teemischung zusammen mit den Zimtstangen mit 1 Liter kochend heißem Wasser übergießen, 5 Minuten ziehen und abkühlen lassen.
2 Den Saft der Zitronen und die Schale einer chemisch nicht behandelten Zitrone zugeben und nach Geschmack süßen.
3 Ein Tipp für den Sommer: Geben Sie vor dem Genuss dieses herrlich fruchtigen Tees in jede Tasse zwei zuvor tiefgefrorene Trauben und einige Eiswürfel.

♦ ZUTATEN ♦
je 25 g Hagebuttenfrüchte und Hibiskusblüten
1–2 Zimtstangen
1–2 Zitronen
Trauben

Fruchtbowle

1 Den Hagenbutten-Hibiskus-Tee, das Mineralwasser, den Saft der ausgepressten süßen Orangen , die in Würfel geschnittene Ananas, die halbierten Erdbeeren und den Honig kräftig durcheinander mischen.
2 Über Nacht ziehen lassen und am nächsten Tag mit Eiswürfeln als Sommerbowle servieren.
3 Für eine Abendbowle geben Sie statt dem Mineralwasser eine Flasche Sekt zu.

♦ ZUTATEN ♦
je 25 g Hagebuttenfrüchte und Hibiskusblüten
3 Orangen oder Apfelsinen
1 kleine Ananas
250–500 g Erdbeeren
1–2 EL Honig
1 Flasche Mineralwasser oder Sekt

Die beiden südafrikanischen Pflanzen Honigbusch und Rotbusch eignen sich als Einzeltee genauso wie als Basis für verschiedene Rezepte. Für einen Honigbuschtee übergießt man einen Teelöffel oder einen Filterbeutel mit einem Viertelliter kochend heißem Wasser. Je nach Geschmack fünf bis zehn Minuten ziehen lassen, nach Belieben süßen und kalt oder heiß trinken.

Honigbuschdrink

♦ ZUTATEN ♦

1 Filterbeutel Honig-
buschtee
Honig
500 g säuerliche Äpfel
$1/2$ Zitrone
$1/2$ Zimtstange
2 Gewürznelken
3 Korianderkörner
$1/8$ l Calvados

1 1 Liter Tee bereiten und mit Honig süßen.

2 Dazu geben Sie die klein-geschnittenen Äpfel, das Fruchtfleisch der halben Zitrone, die halbe Zimtstange, die Gewürznelken und die zer-stossenen Korianderkörner.

3 Das Ganze aufkochen und bei schwacher Hitze 5 Minuten ziehen lassen.

4 Calvados hinzufügen, alles abseihen und heiß in Gläser fül-len. Mit steif geschlagener Sah-ne und etwas braunem Kandis-zucker verzieren.

Rotbuschtee (Massaitee)

♦ ZUTATEN ♦

1 TL oder 1 Filterbeutel
Rotbuschtee
1 Zitrone oder Honig
Vanilleschotenstücke
Orangenschalen
Zitronengras, Zimtrinde
Gewürznelken

1 Für diesen Tee übergießt man die Blätter des Rotbuschs oder den Filterbeutel mit $1/4$ Liter kochend heißem Wasser. 5–10 Minuten ziehen lassen und je nach Geschmack süßen oder mit Zitrone an-säuern.

2 Zu diesem Tee passen gut Vanilleschotenstücke, Orangenschalen, Zitronengras, Zimtrinde oder Gewürznelken.

Fruchtiger Rotbuschtee

♦ ZUTATEN ♦

5 TL Rotbuschblätter
2 EL Orangenschalen
2 TL Zitronengras

Rotbuschblätter, Orangen-schalen und Zitronengras mit 1 Liter kochend heißem Wasser überbrühen. Lassen Sie alles zusammen 5–10 Minuten ziehen.

Mild entspannende und ausgleichende Tees

Entspannender Haustee

♦ ZUTATEN ♦

je 15 g Brombeer-,
Himbeer- und
Melissenblätter und
Orangenblüten

2 TL der Mischung mit $1/4$ Liter kochend heißem Was-ser übergießen und 5–10 Minu-ten ziehen lassen. Abends oder nach Bedarf 1 Tasse trinken.

Orangenblütentee

♦ ZUTATEN ♦

2 EL Orangenblüten

1 Überbrühen Sie die Orangen-blüten mit kochend heißem Wasser und lassen den Tee 5 Minuten ziehen.

2 Über den Tag verteilt trinken. Im Sommer zur Erfrischung mit Eiswürfeln servieren.

Wenn Sie geistig sehr gefordert sind, ist der folgende Apfeltee sehr zu empfehlen.

Apfeltee

♦ ZUTATEN ♦
1 Apfel
2 TL Honig

Den ungeschälten Apfel in kleine Stücke schneiden und mit $1/2$ Liter siedendem, noch nicht kochendem Wasser überbrühen. Eine Stunde zugedeckt ziehen lassen und 2 TL Honig einrühren, die Apfelstücke essen und den Tee trinken.

Apfelschalentee

♦ ZUTATEN ♦
1–2 TL Apfelschalen

Gießen Sie 1–2 TL getrocknete und zerkleinerte Apfelschalen (am besten von säuerlichen, stark aromatischen Äpfeln) mit $1/4$ Liter siedendem Wasser auf. 10 Minuten zugedeckt ziehen lassen und täglich 1–3 Tassen trinken.

Ein Tee aus den getrockneten Apfelschalen schmeckt fruchtig-aromatisch und wird bei rheumatischen Krankheiten empfohlen. Er beruhigt auch die Nerven und lindert Fieber.

Erfrischende Rezepte für den Sommer

Sommergetränk mit grünem Tee

♦ ZUTATEN ♦
150 ml grünen Tee
120 ml weißen
Traubensaft
1 TL Limonensaft
etwas Rohrzucker
1 Limonenscheibe

Bereiten Sie grünen Tee zu Abkühlen lassen und den ungesüßten weißen Traubensaft und einen Teelöffel frisch gepressten Limonensaft zugeben. Mit Rohrzucker abschmecken, alles mit zerstoßenem Eis vermischen, in ein Glas geben und mit einer Limonenscheibe garnieren.

Orangen-Süßholz-Eistee

♦ ZUTATEN ♦
2 TL Süßholzwurzel
je 1 EL Orangen- und
Zitronenschale
60 ml Orangensaft
1 Zimtstange

1 Süßholzwurzel, Orangen- und Zitronenschale mit $1/8$ Liter kochendem Wasser überbrühen. 20 Minuten zugedeckt ziehen lassen.
2 Abseihen und den frisch gepressten Orangensaft zugeben. Dann umrühren und kalt stellen.
3 Nach 1 Stunde in ein Glas mit Eiswürfeln geben und mit der Zimtstange garnieren.

♦ ZUTATEN ♦

je 10 g Kamillen-,
Hibiskus- und Jasmin-
blüten, Verbenakraut
und Hagebuttenfrüchte
Minzblätter
1 Zitronenscheibe

Drei-Blüten-Eistee

1 2 EL der Mischung aus Blüten und Früchten mit 1 Liter
kochend heißem Wasser überbrühen und 5 Minuten zugedeckt ziehen, dann abseihen
und abkühlen lassen.

2 Den Tee schließlich in
einen großen Krug geben und
mit Eiswürfeln in gekühlten
Gläsern servieren, mit Minzblättern und einer Zitronenscheibe garnieren.

♦ ZUTATEN ♦

2 TL Lemongras
60 ml weißen Traubensaft
30 ml Limonensaft
1 Zitronenscheibe

Kalter Lemongrastee

1 Das Lemongras mit 150 ml
kochend heißem Wasser übergießen und langsam abküh-
len lassen. Dann den weißen
Traubensaft und den frisch

gepressten Limonensaft
zugeben.
2 Mit zerstoßenem Eis in ein
Glas geben und mit einer
Zitronenscheibe garnieren.

Lemongras dient zur Gewinnung des zitronenartig duftenden
Lemongrasöls. Es wird in der Parfümerzeugung verwendet und
auch zur Herstellung von Likören. Seinen intensiven Geschmack entfaltet es daher auch in diesem erfrischenden Som-
mertee.

**Lemongrastee
schmeckt herrlich
fruchtig und
lässt sich ausge-
zeichnet mit
weißen Trauben
kombinieren.**

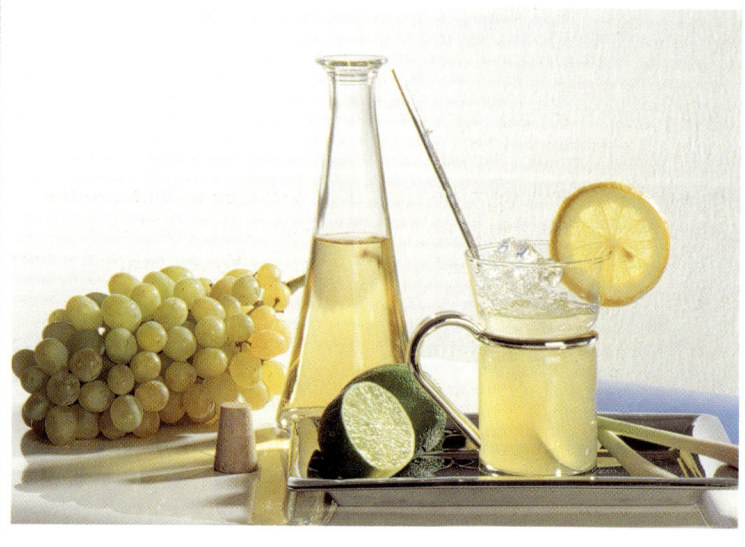

Teemischungen zur Kräftigung und allgemeinen Stärkung

Verdauungsanregender, wärmender Gewürztee

1 TL der Mischung aus der Zimtrinde, den zerstoßen Kardamomfrüchten, der Ingwerwurzel, den Nelkenfrüchten und den schwarzen Pfefferkörnern mit ¼ Liter kochend heißem Wasser überbrühen und 5–10 Minuten ziehen lassen. 1–2 Tassen täglich trinken.

Dieser Tee regt die Verdauungsfunktionen an und wirkt erwärmend. Er ist nützlich im Winter, wenn man innerlich friert oder unterkühlt ist, und bei einer beginnenden Erkältung. Trinken Sie ihn nicht bei Magenschleimhautentzündung und auch nicht als Dauertee.

♦ ZUTATEN ♦
je 10 g Zimtrinde, zerstoßene Kardamomfrüchte, Ingwerwurzel, Nelkenfrüchte, schwarze Pfefferkörner

Kräftigender, nervenausgleichender Tee

2 TL der Mischung aus den Bockshornkleesamen, den Melissen- und Pfefferminzblättern mit ¼ Liter kochend heißem Wasser übergießen. Dann 5–10 Minuten ziehen lassen. Bei Bedarf 1 Tasse, ansonsten als Kur 2–3 Wochen lang 3 Tassen zwischen den Mahlzeiten trinken.

♦ ZUTATEN ♦
je 30 g Bockshornkleesamen und Melissenblätter 20 g Pfefferminzblätter

Erkältungsvorbeugender Tee

2 TL der Mischung aus Brombeer- und Himbeerblättern, den Lindenblüten und Hagebuttenfrüchten mit ¼ Liter kochend heißem Wasser übergießen und 5–10 Minuten ziehen lassen. In den Übergangsjahreszeiten 3 Wochen lang 1–2 Tassen täglich zur Vorbeugung trinken.

♦ ZUTATEN ♦
je 15 g Brombeer- und Himbeerblätter, Lindenblüten und Hagebuttenfrüchte

Erfrischender Pfefferminztee

Die Pfefferminzblätter mit ¼ Liter kochend heißem Wasser überbrühen. Danach etwa 5–10 Minuten ziehen lassen. Pfefferminztee wirkt angenhm kühlend.

♦ ZUTATEN ♦
2 TL Pfefferminzblätter

♦ ZUTATEN ♦

Pfefferminzblätter
$^1/_4$ Zitrone
10 ml Mineralwasser
3 Minzblätter
1 Zitronenscheibe

Erfrischendes sommerliches Pfefferminzteegetränk

1 Bereiten Sie einen kräftigen Pfefferminztee. Fertigen Sie dazu einen 10-minütigen Aufguss aus 2 TL und 0,15 Liter Wasser an, abkühlen lassen.

2 Den Saft der Zitrone und das Mineralwasser zugeben. Mit Eiswürfeln in ein Glas geben und mit den Minzblättern und der Zitronenscheibe garnieren.

♦ ZUTATEN ♦

100 g Gerste
2 getrocknete Feigen
1 Zimtstange
3 Nelken
je 1 Prise Salz und Kakao
Zitronenschale einer
$^1/_2$ Zitrone
$^1/_2$ l Apfel- oder
Aprikosensaft
2 EL Apfeldicksaft oder
Honig

Gerstenwasser

1 Gerste in 2 Liter Wasser 5 Stunden lang einweichen. Feigen, Zimt, Nelken und Salz dazugeben. Das Ganze 1$^1/_2$–2 Stunden lang köcheln, dann die Gerste abseihen.

2 Das Gerstenwasser vermischen Sie mit einer Prise Kakao, der geriebenen Schale

einer halben Zitrone, dem Apfel- oder Aprikosensaft und mit Apfeldicksaft oder Honig.

3 Dieses sehr kräftigende Getränk können Sie warm oder kalt genießen. Es ist besonders auch bei innerer Anspannung zu empfehlen.

♦ ZUTATEN ♦

2 EL grob geschroteter
Weizen
etwas Zitronensaft
etwas Honig

Weizentee

1 Den grob geschroteten Weizen in $^1/_2$ Liter Wasser 30 Minuten lang köcheln, dann abseihen.

2 Mit etwas Zitronensaft und Honig abschmecken. Trinken Sie den Weizentee vor dem Schlafengehen.

Weizentee ist ein kräftigendes und erfrischendes Getränk, das im Gegensatz zu Hafertee besonders bei Nervosität, Schlafstörungen und innerer Unruhe zu empfehlen ist.

Für einen Dinkeltee verfahren Sie genauso: Zwei Esslöffel grob geschroteten Dinkel in einem halben Liter Wasser 30 Minuten lang köcheln, abseihen und mit etwas Zitronensaft und Honig abschmecken.

Dinkelkaffeekur

Dinkelkaffee kräftigt und fördert den Stuhlgang und regelt die Verdauung. Er eignet sich sehr gut als morgendlicher Kaffeeersatz.

Erster Tag: Für eine Kur kochen Sie morgens einen Esslöffel Dinkelkörner zugedeckt fünf Minuten lang in einem Viertelliter Wasser. Die gekochten Körner bewahren Sie im Kühlschrank auf. Zur Abkochungsflüssigkeit können Sie Milch oder Sahne geben und nach Geschmack mit Honig süßen. Die erste Abkochung ist eher grün, im Lauf der Tage wird die Farbe bräunlicher und der Geschmack besser.

Zweiter Tag: Am zweiten Tag geben Sie zu den Körnern vom Vortag einen Esslöffel frische Körner und kochen sie mit einem Viertelliter Wasser drei Minuten lang, dann den Kaffee abgießen und die Körner erneut aufbewahren. Verwenden Sie ab dem zweiten Tag täglich ein wenig mehr als einen Viertelliter Wasser, da sich der Körneranteil erhöht und sich die Körner mit Wasser vollsaugen.

Dritter Tag: Am dritten Tag geben Sie zu den Körnern vom ersten und zweiten Tag wiederum einen Esslöffel frische Dinkelkörner und kochen sie dann zugedeckt wieder drei Minuten lang mit einem Viertelliter Wasser. Die Abkochung schmeckt jetzt schon wie ein guter Malzkaffee.

Vierter bis sechster Tag: Vom vierten bis zum sechsten Tag verfahren Sie genauso. Geben Sie an jedem Tag je einen Esslöffel Dinkelkörner zu den alten hinzu. Dabei sollten Sie nicht vergessen, den Wasseranteil jeweils etwas zu erhöhen, um auf einen Viertelliter Flüssigkeit zu kommen, da Sie ja mehr Körner haben, die sich mit dem Wasser vollsaugen.

Dinkel kann ohne Insektizide und Herbizide angebaut werden, da er pilz- und schädlingsresistenter als Weizen ist.

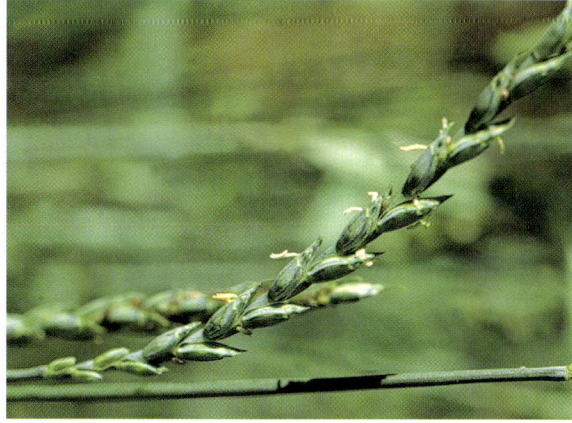

Kräftigendes Ingwer-Ginseng-Getränk

♦ ZUTATEN ♦
2 TL Ginsengwurzel
1 TL Ingwerwurzel
200 ml Apfelsaft
etwas Honig

1 Ginsengwurzel und klein-geschnittene Ingwerwurzel mit 0,15 Liter Wasser 10 Minuten lang zugedeckt köcheln lassen, abseihen. Zu diesem Tee geben Sie den ungesüßten Apfelsaft und schmecken mit Honig ab.

2 Im Sommer den Tee abkühlen lassen und über einige Eiswürfel in Gläser füllen. Bei Bedarf 1 Tasse.

Maisgriffeltee

Maisgriffel wirkt harntreibend und allgemein harmonisierend, Blutdruck und Blutzucker werden leicht gesenkt. Einen Maisgriffeltee bereitet man als Aufguss. Der Tee entspannt, harmonisiert und vermindert überschüssige Hitze. Eine mehr nierenstärkende Wirkung erhält man durch die Abkochung: Einen Teelöffel Maishaar 20 Minuten lang in einem Viertelliter Wasser auf kleiner Flamme kochen, bis zu zwei Tassen täglich einnehmen. Eine magen- und milzstärkende Mischung mit erwärmender Wirkung (nicht bei Magenübersäuerung): Einen Teelöffel Maishaar und einen halben Teelöffel Süßholzwurzel in einem Viertelliter Wasser 20 Minuten lang auf kleiner Flamme köcheln. Ein bis zwei Tassen sollten Sie täglich zwei Wochen lang einnehmen.

Teemischungen zur Blutreinigung und Entschlackung

Kräftigender, entschlackender grüner Hafertee

♦ ZUTATEN ♦
1 EL grünen Hafer
je 1 TL Brenn-nesselblätter und
Johanniskraut

1 1 EL grünen Hafer in $1/2$ Liter kaltem Wasser ansetzen, bis zum Sieden erhitzen und 20 Minuten lang sieden lassen. Über den Tag verteilt trinken. Diesen Tee trinkt man am besten kurmäßig 3 Wochen lang.

2 Sie können die Wirkung dieses Hafertees verstärken, indem Sie je 1 TL Brennnesselblätter und Johanniskraut zugeben. Brennnessel fördert die Ausscheidung, Johanniskraut beruhigt die Nerven.

Entwässernder und stoffwechselanregender Tee

2 TL der Mischung aus Löwenzahnwurzel und -kraut, Brennnessel- und Birkenblättern und Hagebuttenfrüchten mit $^1/_4$ Liter kochend heißem Wasser übergießen und 5–10 Minuten ziehen lassen. Die Flüssigkeit abseihen und zweimal täglich 2 Wochen lang 1 Tasse davon trinken.

Entwässerungstee im Rahmen einer Vier-Wochen-Kur

1–2 TL der Blättermischung mit $^1/_4$ Liter kochend heißem Wasser überbrühen und 10 Minuten ziehen lassen. 2–3 Tassen sollten Sie täglich trinken.

Mild abführender Blutreinigungstee

1 TL der Mischung aus Schlehenblüten, Brennnesselblättern und Queckenwurzel mit $^1/_4$ Liter kochend heißem Wasser überbrühen und 10 Minuten ziehen lassen. 2 Wochen lang 2 Tassen täglich trinken.

Monatlicher Darmentgiftungstag auf Apfelbasis

Frühstück: 1 Glas Apfelsaft mit dem Saft von $^1/_2$ frisch gepressten Zitrone mischen und trinken.

Vormittags: 1–2 Äpfel roh, mit Schale, gut gekaut, essen.

Mittags: 1–2 Tassen Apfelschalentee trinken, dem lauwarmen Tee 1 TL Honig zufügen. 1–2 Stunden später 3–4 Äpfel mit Schale essen.

Nachmittags: Jeweils um 15 und 17 Uhr 1 Glas frischen Apfelsaft trinken.

Abends: 1 Teller warmes Apfelmus essen, mit 2–3 TL Honig vermengen. Regelmäßige Apfeldiättage helfen bei allen Krankheiten, bei denen eine Übersäuerung unseres Körpers eine Rolle spielt, bei Rheuma, Gicht, Stoffwechselleiden, Arteriosklerose und frühzeitig beginnenden Verschleißerscheinungen.

Der grüne Tee

Die Sitte des Teetrinkens stammt aus China und ist bereits mehrere tausend Jahre alt. Die älteste chinesische Legende erzählt, dass um 2700 v. Chr. der heilkundige chinesische Kaiser Shen-Nung die Heilwirkung des Tees kennenlernte, als zufällig von einem Baum ein Teeblatt in den darunter stehenden Kochtopf voller Wasser gefallen war.

Eine buddhistische Legende berichtet von dem Mönch Bodhi-Darma, der während seiner Meditation vom Schlaf übermannt wurde. Zornig über seine Müdigkeit schnitt er sich die Augenlider ab und warf sie zu Boden. Aus jedem Lid wuchs alsbald ein Strauch. Er kostete von den Blättern und war von seiner Müdigkeit befreit.

Diese Legende zeigt, dass grüner Tee schon seit langer Zeit als geistiges Getränk Anerkennung findet. Buddhistische Mönche, die in ihren Klostergärten den Tee kultivierten, waren es auch, die die Teekultur zusammen mit dem Buddhismus in China, Japan und Teilen Indiens verbreiteten. Das ist sicher einer der Gründe, warum in den asiatischen Ländern der grüne Tee mit

In den Gärten buddhistischer Klosteranlagen nahm die Kultivierung des grünen Tees ihren Anfang. Von hier aus trat er seinen Siegeszug rund um die Welt an.

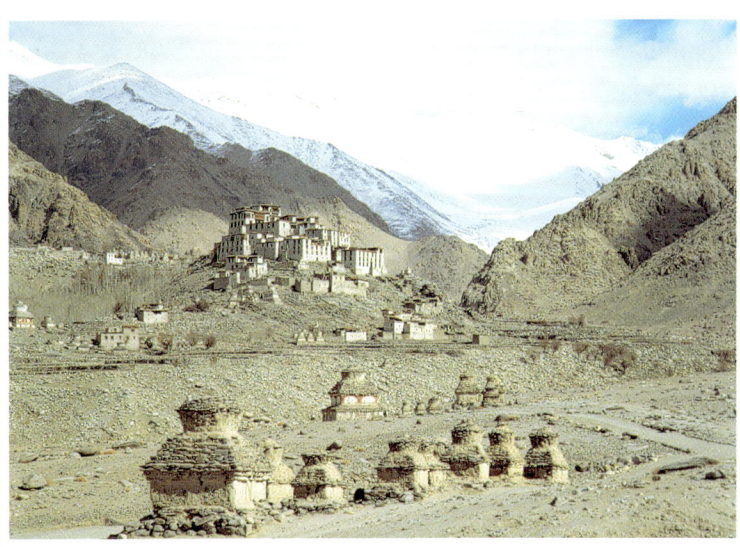

ERLEICHTERUNG FÜR DIE ERNTE

Um das Pflücken des Tees zu erleichtern, werden die sechs bis zwölf Meter erreichenden Teebäume regelmäßig geschnitten, so dass sie Sträucher bleiben und nicht höher als etwa eineinhalb Meter werden.

einer Suche nach Wachheit, Einfachheit und Ruhe verbunden wird. Im Unterschied zum Westen wird dort auch heute noch wesentlich mehr grüner als schwarzer Tee getrunken.

Die Teepflanze, die für den grünen Tee verwendet wird, stammt aus den Bergregionen Südchinas und wird wissenschaftlich als Camellia sinensis oder Thea sinensis bezeichnet. Im Chinesischen heißt Tee »Cha«, womit sowohl Teestrauch als auch Tee bezeichnet werden. Tee ist ein Strauch, der sich bei günstigen Wachstumsbedingungen auch zu einem Baum entwickeln kann und dann eine Höhe bis zu sechs Meter erreicht. Um das Pflücken der Teeblätter zu erleichtern, werden die Sträucher regelmäßig geschnitten, so dass sie nicht höher als etwa eineinhalb Meter werden.

Die indische Teepflanze, Camellia assamica, wuchs ursprünglich in den tropischen Provinzen Darjeeling und Assam. Heute wird Tee in großem Umfang in China, Indien, Indonesien, Japan, Sri Lanka und anderen tropischen und subtropischen Ländern angebaut, mit Ausnahme von China und Japan meist die Assampflanze. Die indische Pflanze wird bei idealen Bedingungen mehr als doppelt so hoch wie die chinesische, bis zu zwölf Meter, und benötigt feuchtes, tropisches Klima, um zu gedeihen. Die chinesische Teepflanze ist robuster und wächst auch in größeren Höhenlagen im subtropischen Klima. Die feinsten grünen Teesorten stammen fast alle von ihr und dem japanischen Ableger, Camellia japonica, ab. Der aus der indischen Assampflanze hergestellte grüne Tee enthält jedoch Gerbstoffe.

Die Hauptanbaugebiete des grünen Tees liegen heute vor allem in China, Indien, Indonesien, Japan und Sri Lanka.

Der Unterschied zwischen grünem und schwarzem Tee

Der grundsätzliche Unterschied zwischen den beiden Teesorten liegt in der Herstellungsweise. Bei der Herstellung von schwarzem Tee lässt man die Blätter und Blattknospen einen Tag oder länger welken, dann werden sie gerollt und zur Fermentierung ausgelegt. Dieser Vorgang führt dazu, dass die in den Teeblättern enthaltenen chemischen Verbindungen, Enzyme, Aminosäuren, Fettsäuren usw., sich in andere Verbindungen umwandeln, die dem Schwarztee eine andere Farbe und einen anderen Geschmack geben als dem grünen Tee.

Die Herstellungsverfahren von grünem und schwarzem Tee unterscheiden sich grundsätzlich in der Art der Fermentierung.

In der Fermentation liegt auch der hauptsächliche Unterschied begründet, der den schwarzen Tee zu einem Genussmittel und den grünen zu einem Heilmittel macht. Ein Großteil der ursprünglichen Wirkstoffe wird durch die Fermentation verändert oder zerstört. Beispielsweise haben die ätherischen Öle des grünen Tees einen gleichzeitig geistig anregenden und körperlich beruhigenden Effekt.

Die Blätter für den grünen Tee werden nach dem Pflücken mit Dampf oder trockener Hitze behandelt, damit die in ihnen enthaltenen Enzyme die Wirkung verlieren und keine Fermentation mehr bewirken können. Es handelt sich hier um eine Konservierung sämtlicher im frischen Blatt befindlicher essentieller Substanzen.

Der grüne Tee als Heilmittel

Hauptsächlicher Wirkstoff des Teeblattes ist eine beachtliche Menge des Alkaloids Koffein. Manche Teesorten enthalten sogar mehr Koffein als Kaffee. Weitere Inhaltsstoffe sind, je nach Teesorte, große Mengen Gerbstoff, vor allem Tannin, Fette, Flavonoide wie das gefäßabdichtende Rutin, ätherisches Öl und Eiweiß sowie zahlreiche Vitamine, Mineralstoffe und Spurenelemente.

Der mengenmäßige Anteil der Wirkstoffe hängt von Höhenlage, Klima und Wachstumsstadium ab. Der Koffeingehalt ist in jungen Teeblättern und -knospen am größten, der Gerbstoffgehalt in älteren Blättern. Die Assampflanze enthält von Natur aus mehr Gerbstoffe. Der heilkräftigste grüne Tee soll aus größeren Höhenlagen kommen.

Grüner Tee ist ein nicht zu unterschätzendes Heilmittel, besonders zur Vorbeugung. Im Gegensatz zum Osten ist seine Bedeutung bei uns im Westen allerdings nie über diejenige eines Genussmittels hinausgelangt, dem stimulierende Effekte innewohnen. Das liegt an der hauptsächlichen Verbreitung des schwarzen Tees im Westen, der tatsächlich nicht viel mehr als ein Genussmittel mit anregenden Eigenschaften darstellt. Der schwarze Tee gilt gemeinhin auch als Förderer von Arteriosklerose.

Im grünen Tee finden sich große Mengen an Koffein – manchmal sogar mehr als in Kaffee – und an Gerbstoffen.

Die Wirkungen des grünen Tees

Grüner Tee wirkt außerordentlich vielfältig: Durch das Koffein werden Verstandes- und Sehkraft angeregt und sämtliche Bewusstseinsvorgänge gesteigert. Grüner Tee fördert die Herzmuskelleistung, erweitert schwach die Koronararterien, vertieft die Atmung und fördert die Durchblutung. Blutgefäße, Herz und Kreislauf werden positiv beeinflusst, so dass grüner Tee vorbeugend gegen Arteriosklerose wirkt, auch wird der Blutcholesterinspiegel gesenkt. Grüner Tee wirkt durch seine Gerbstoffe zusammenziehend und keimtötend. Er unterstützt die Verdauungstätigkeit, wirkt stopfend, harntreibend, schleimlösend, entzündungshemmend und entgiftend.

Neueste japanische Forschungen belegen eine vorbeugende Wirkung gegen Krebs. Grüner Tee ist ein alkalisches Getränk, das einer Übersäuerung entgegenwirkt. Seine ätherischen Öle regen den Geist an, beruhigen aber gleichzeitig den Körper.

Ein lang ziehender Aufguss kann in der Behandlung verschiedener Durchfallerkrankungen eingesetzt werden, nicht die manchmal empfohlene Abkochung schwarzen Tees, die man nicht mehr als gesund bezeichnen kann. Selbst bei regelmäßigem Genuss mehrerer Tassen grünen Tees täglich, über längere Zeit hinweg, treten keine Nebenwirkungen auf. Voraussetzung ist, dass man sich an die richtige Dosierung hält. Empfehlenswert ist es aber, sich nicht an eine tägliche Koffeinzufuhr zu gewöhnen. Trinken Sie grünen Tee daher nicht täglich über längere Zeit hinweg, nicht mehr als ein bis zwei Tassen am Tag, und legen Sie bei regelmäßigem Genuss ein- bis zweiwöchige Pausen ein. Abends ist der Tee nicht zu empfehlen, da es zu Schlafstörungen kommen kann.

Eine Besonderheit des Tees im Unterschied zu Kaffee ist, dass das Koffein durch seine Bindung an die Gerbstoffe erst nach und nach in die Blutbahn gelangt und die Wirkung auf diese Weise lange anhält, während dies beim Kaffee schnell geschieht. Kaffee ruft auch wesentlich schneller eine Übererregtheit hervor als grüner Tee.

Nebenwirkungen des grünen Tees

Zuviel Koffein und Gerbstoff können einige unangenehme Nebenwirkungen nach sich ziehen, z. B. Schlaflosigkeit, Schwindelgefühl und Herzklopfen.

Mögliche Nebenwirkungen des grünen Tees sind auf zu hohe Koffein- und Gerbstoffdosen zurückzuführen: Schlaflosigkeit, Herzklopfen, Schwindelgefühl, starker Harndrang, Übelkeit, Erbrechen und Verstopfung. Gewohnheitsmäßiger Gebrauch kann bei empfindlichen Menschen zur Entzündung der Magenschleimhaut führen. Bei starker Koffeinzufuhr ist auch eine Erhöhung des Blutdrucks möglich, ansonsten besitzt der Tee eher ausgleichende Wirkung. Bei reichlichem dauernden Gebrauch besteht die Gefahr, dass ein überwacher Geist einer körperlichen Müdigkeit gegenübersteht. Dies kann auf Dauer zu einer schwächenden Disharmonie führen. Achten Sie also auf die geeignete Dosierung.

Koffeinhaltige Getränke sind grundsätzlich nicht für Kinder geeignet. Ausnahme ist eine koffeinarme Sorte des grünen Tees, der sogenannte Banchatee, der zwar wenig Koffein, aber alle sonstigen Stoffe enthält und damit auch alle wichtigen Heilwirkungen.

Tipps zur Auswahl

Im Handel gibt es zahlreiche Sorten grünen Tees aus China, Taiwan, Japan und anderen Ländern, mit enormen Preis- und Qualitätsunterschieden. Zwei der besten und teuersten japanischen Sorten sind Gyokuro und Mattcha. Letzterer wird auch für die japanische Teezeremonie verwendet. Banchatee enthält weniger Koffein und ist als reines Gesundheitsgetränk, ohne anregende Wirkung, gut geeignet.

Aus Japan stammen zwei der besten und teuersten grünen Tees: Gyokuro und Mattcha.

Als der seltenste und feinste gilt der sogenannte »weiße Tee«. Er wird ausschließlich aus den noch ungeöffneten Blattknospen hergestellt, die nur im Frühling geerntet werden können. Seine schwach gelbe Farbe rührt von dem hellen, seidenartigen Flaum her, mit dem die Blattknospen bedeckt sind.

Aufgrund seiner ungewöhnlichen Herstellungsweise gilt der feine »weiße Tee« als Rarität.

Die Zubereitung von grünem Tee

Das Koffein wird bei einem Aufguss in den ersten ein bis zwei Minuten fast vollständig gelöst, die Gerbstoffe brauchen länger. Man erhält daher beim kurzen Ziehenlassen ein Getränk mit hohem Koffeingehalt, das schnell aufgenommen wird. Grundsätzlich ist grüner Tee bei kürzerem Ziehen stark, bei

ÜBER DIE QUALITÄT

Die Teequalität hängt von Herkunft, Pflege, Pflückmethode und Verarbeitung ab. Wichtig ist ein niedriger Gehalt an Schwermetallen, Insektiziden und Düngemitteln – also ein möglichst rückstandarmer Tee.

längerem (über vier Minuten) schwächer anregend, da die durch den längeren Auszug gelösten Gerbstoffe die Aufnahme des Koffeins verzögern. Dafür dauert die anregende Wirkung aber insgesamt länger. Grundsätzlich ergibt kurzes Ziehenlassen von zwei bis drei Minuten einen anregenden, im Aroma jedoch milden Tee, längeres Ziehenlassen von vier bis sechs Minuten dagegen einen zwar weniger, dafür umso länger anregenden und kräftigen Tee.

Verwenden Sie maximal einen gestrichenen Teelöffel grünen Tee für einen Viertelliter Wasser. Er wird nicht direkt mit dem kochendem Wasser übergossen. Lassen Sie das kochende Wasser vor dem Aufgießen einen Moment abkühlen, der Tee wird weniger bitter.

Rezepte auf der Basis von grünem Tee

Grüner Tee für sich allein ist schon ein Heil- und Genussmittel zugleich. Probieren Sie anfangs einige milde Sorten, bis Sie eine finden, die Ihnen zusagt. Wenn Ihnen an einem koffeinarmen Tee gelegen ist, wählen Sie Banchatee. Diesen können Sie auch für die folgenden Rezepte verwenden.

Die Zutaten für die beiden Tees auf dieser Seite sind für vier bis fünf Personen berechnet.

Grüntee-Zimt-Getränk

♦ ZUTATEN ♦
5 gestrichene TL Grüntee
$^1/_2$ Zimtstange
1 TL Zitronensaft
1–2 TL Honig

1 Grüntee und Zimtstange mit nicht mehr kochendem Wasser übergießen, 2–3 Minuten ziehen lassen.

2 Abseihen und nach Geschmack Zitronensaft und Honig einrühren. Warm oder mit Eiswürfeln gekühlt genießen.

Grüner Tee mit Jasminblüten und Gewürzen

♦ ZUTATEN ♦
4 gestrichene TL Grüntee
2 TL Jasminblüten
$^1/_2$ Zimtstange
1 Gewürznelke
1 TL Vanilleschotenstücke
1–2 TL Honig

1 Grüntee, Jasminblüten, Zimtstange, Gewürznelke und Vanilleschotenstücke mit nicht mehr kochendem Wasser übergießen.

2 Diesen Aufguss lassen Sie 2–3 Minuten ziehen und seihen ihn anschließend ab. Mit Honig gesüßt genießen.

GESUNDE GETRÄNKE UND IHRE WIRKUNGEN

Apfelschalentee	Lindert rheumatische Krankheiten
Brombeerblättertee	Schleimlösend und blutreinigend
Dinkelkaffee	Fördert den Stuhlgang, regelt die Verdauung
Erdbeerblättertee	Blutreinigend, harntreibend, nervenberuhigend
Gerstenwasser	Senkt erhöhten Cholesterinspiegel
Hagebuttentee	Hilft bei Erkältungen und Infektionen
Heidelbeertee	Senkt den Blutzuckerspiegel
Hibiskusblütentee	Entzündungswidrig, wassertreibend und krampflösend
Holunderblütentee	Beugt Erkältungen vor und hilft bei Rheuma
Ingwertee	Regt Appetit und Verdauung an
Johannisbeertee	Hilft bei Rheuma, Blasenkatarrh und Darmentzündungen
Kamillentee	Hilft bei Magenleiden, Gastritis und Gallenleiden, lindert Blähungen und Erkältungen
Kirschtee	Wirkt harntreibend bei Gicht
Lavendeltee	Unterstützt den Blutkreislauf und lindert Husten
Lindenblütentee	Entspannt und beruhigt das Nervensystem, hilft bei hohem Blutdruck
Maisgriffeltee	Wirkt harntreibend und entschlackend
Malventee	Hilft bei Entzündungen im Rachenraum
Matetee	Wirkt leicht abführend und dämpft das Hungergefühl
Melissentee	Wirkt bei Nervosität, Unruhe, Kopfschmerzen, Blähungen, Herzstörungen und Magenkrämpfen
Orangenblütentee	Kräftigt die Nerven und wirkt mild beruhigend
Pfefferminztee	Hilft bei Übelkeit und Brechreiz, fördert den Appetit und wirkt blähungswidrig
Ringelblumentee	Regt mild den Fluss von Galle an, lindert Gastritis
Schlüsselblumentee	Wirkt blutreinigend bei Rheuma und Gicht
Zitronenschalentee	Unterstützt die Verdauung, regt den Appetit an und wirkt zudem blähungswidrig

Tees für die Gesundheit

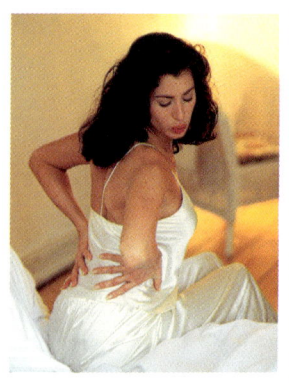

Eine Vielzahl von Beschwerden kann durch Tees gelindert werden, z. B. Regelbeschwerden.

Tees aus und mit Heilkräutern gehören zu den ältesten Pflanzenanwendungen überhaupt. Sie sind einfach herzustellen, haben bei Beachtung der Dosierungs- und Zubereitungsanleitung selten Nebenwirkungen und lindern eine Vielzahl einfacher Beschwerden. Das macht sie auch für die Selbstbehandlung so wertvoll. Sie unterstützen unseren Organismus schonend, so dass auf stärkere Mittel oftmals verzichtet werden kann. Auch bei einer Vielzahl ernsterer Beschwerden und Krankheiten sind sie hilfreich und können dort begleitend eingesetzt werden.

Selbstanwendung von Heiltees

Grundsätzlich kann eine Selbstbehandlung mit Tees den Besuch bei einem Arzt oder Heilpraktiker nicht ersetzen. Bei jeder Form stärkerer Beschwerden, wie starken Schmerzen oder hohem Fieber, ist unverzüglich ein Fachmann aufzusuchen. Das gleiche gilt für chronische Krankheiten unter den folgenden Voraussetzungen:

* Leichte Beschwerden bessern sich während der dreitägigen Teeanwendung nicht.
* Die Beschwerden verschwinden nur vorübergehend.
* Es gesellen sich weitere Symptome dazu.
* Sie sind sich über die Ursache einer Beschwerde unklar.

In allen diesen Fällen ist eine eindeutige Diagnose und Therapie durch einen Fachmann erforderlich.

Obwohl sie mild wirken, eignen sich Kräutertees nicht für die dauernde Anwendung. Zum einen lässt die Wirkung der meisten Tees auf Dauer nach, weil sich unser Körper an sie gewöhnt, zum anderen verursachen eine Reihe von Heilpflanzen bei ständiger Anwendung Beschwerden.

Sehen Sie Pflanzen als das an, was sie sind: Heilmittel zur Linderung einfacher Beschwerden. Und bedenken Sie, dass jedes Heilmittel Arznei oder Gift sein kann – je nachdem, wie man es verwendet, in welcher Dosierung und mit welcher Sorgfalt. Das betrifft auch die nebenwirkungsarmen Heilpflanzen, die für die Rezepte in diesem Buch Verwendung finden.

Während der Schwangerschaft sollten keine Tees mit abführenden, entwässernden, harntreibenden oder stark anregenden Heilpflanzen verwendet werden. Dazu gehören auch die meisten Bitterteemischungen, da sie die Verdauung anregen.

Zu Allergien befragen Sie ihren Arzt

Eine in unserer Zeit stetig zunehmende Erscheinung ist die Allergie. Grundsätzlich sind Allergien auf jeden Stoff möglich, auf natürliche und synthetische, und das betrifft auch den Heilpflanzenbereich. Im Unterschied zu den allergischen Reaktionen auf ätherische Pflanzenöle und alkoholische Auszüge sind die möglicherweise auftretenden Überempfindlichkeitsreaktionen nach dem Genuss von Kräutertee nicht nur selten, sondern auch meist leichter Natur. Sollten Sie auf einen Tee mit Durchfall, Übelkeit, Kopfschmerzen oder Hauterscheinungen reagieren oder sollten sich bei der äußeren Anwendung eines Tees in Form von Umschlägen Rötungen und Bläschen bis hin zu wässrigen Schwellungen entwickeln, dann verzichten Sie auf die weitere Verwendung.

Von den folgenden Heilkräutern, die auch in Teemischungen dieses Buches empfohlen werden, weiß man, dass es bei inne-

Ganz »normale« Erscheinungen der heutigen Zeit sind Allergien. Auch Heilpflanzen können diese Reaktionen hervorrufen.

75

rer oder äußerer Anwendung zu seltenen Überempfindlichkeitsreaktionen kommen kann – meist aber erst, wenn Sie häufig und in hoher Dosierung verwendet werden: Anisfrüchte, Arnikablüten, Artischocken, Efeublätter, Fenchelfrüchte, Lavendelblüten, Pfefferminzblätter (Allergien meist auf das ätherische Minzöl), Schafgarbenkraut, Zimt, Zitrusfrüchte.

Von den oben genannten Pflanzen zählen Arnika, Artischocke und Schafgarbe zu den Korbblütlern. In sehr seltenen Fällen kann eine Gruppenallergie gegen Korbblütler auftreten, so dass man auf alle Pflanzen dieser Gruppe überempfindlich reagiert. Auch andere vielgebrauchte Heilpflanzen gehören zu dieser Pflanzenfamilie: Alant, Beifuß, Benediktendistel, Goldrute, Grindelia, Kamille, Hirtentäschel, Huflattich, Klette, Kornblume, Löwenzahn, Mariendistel, Ringelblume, Sonnenhut, Wasserdost, Wegwarte und Wermut.

Häufig sind auch Allergien auf Primeln. Das betrifft aber in erster Linie die Zierpflanzen. Bei einer ausgeprägten Primelallergie sollten Sie aber von einer Verwendung der Schlüsselblume absehen.

Heilpflanzen können in Verbindung mit Sonneneinwirkung eine sogenannte »Photoallergie« auslösen.

PHOTOALLERGIE

Ein Sonderfall der Überempfindlichkeitsreaktion ist die Photoallergie, d. h. dass die innere oder äußere Anwendung einiger Heilpflanzen in Verbindung mit starker Sonneneinstrahlung zu Sonnenbrand und bläschenförmigem Hautausschlag führen kann. Besonders hellhäutige Menschen sind davon betroffen. Verzichten Sie daher bei einer regelmäßigen und stärker dosierten Anwendung der im folgenden genannten Heilpflanzen auf intensive Sonnenbäder:

Angelikawurzel, Buchweizen, Johanniskraut, Liebstöckl, Meisterwurz und Raute.

Beschwerden von A bis Z

Im nachfolgenden Teil dieses Ratgebers finden Sie die wichtigsten Beschwerden mit den passenden Heilkräutertee-rezepten und allgemeinen Ratschlägen zur Linderung in alphabetischer Reihenfolge aufgeführt. Halten Sie sich an die angegebenen Dosierungen und Zubereitungsvorschriften, damit Sie eine bestmögliche Wirkung ohne Nebenwirkungen erzielen.

Die richtige Dosierung und Zubereitung ist maßgebend für einen Erfolg der Heiltee-behandlung.

Abwehrschwäche

Ein schweißtreibender und abwehrsteigernder Tee für alle Formen von Erkältungskrankheiten und Grippe ist eine Mischung aus Holunder- und Lindenblüten. Sie steigern die körpereigene Abwehr und fördern die Schweißbildung. Die Hagebutten-früchte geben dem Tee ein angenehm fruchtiges Aroma. Außerdem fördern sie die Harnausscheidung und enthalten reichlich Vitamin C.

Holunder-Lindenblüten-Tee mit Hagebutten

2 TL der Mischung aus Früchten und Blüten mit $1/4$ Liter Wasser überbrühen und zugedeckt 10 Minuten ziehen lassen. 2–3 Tassen täglich heiß trinken.

♦ ZUTATEN ♦
30 g Lindenblüten
je 20 g Hagebutten-früchte und Holunderblüten

Ein vortreffliches Reiztherapeutikum zur Anregung des Immunsystems bei Infekten jeder Art ist der Sonnenhut (Echinazea). Auch bei Virusinfekten konnte der immunstimulierende Effekt eindeutig nachgewiesen werden. Man nimmt bei den ersten Anzeichen eines Infektes 50 Tropfen des Extraktes und weiterhin zwei Tage lang alle drei Stunden 20 Tropfen. Falls erforderlich, nehmen Sie weitere drei Tage dreimal täglich 30 bis 50 Tropfen ein. Bei chronischen Beschwerden nehmen Sie über ein bis zwei Wochen hinweg dreimal täglich 30 Tropfen ein, ebenso zur Erkältungsvorbeugung.

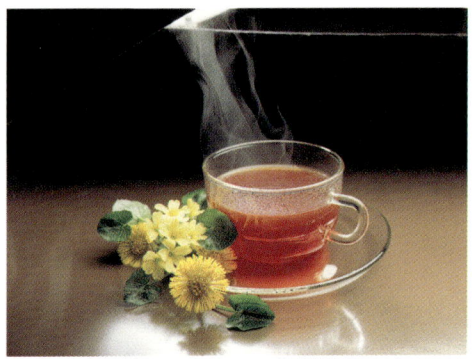

Gegen köperliche Abwehrschwäche helfen Tees aus Hagebutte, Holunder, Taigawurzel oder Lindenblüte.

Eine Heilpflanze, die das Immunsystem anregt und allgemein kräftigt, ist die Taigawurzel (Eleutherokokkus). Präparate dieser Wurzel erhalten Sie im Fachhandel. Sie sind kurmäßig etwa zwei bis drei Monate lang einzunehmen. Eleutherokokkus kann den Blutdruck steigern, daher nicht bei erhöhtem Blutdruck, Fieber oder arteriosklerotischen Herzkranzgefäßen einnehmen. Auch die Einnahme von Vitamin- und Mineralstoffpräparaten kann sinnvoll sein, um unser Immunsystem wieder auf Vordermann zu bringen. Ihr Einsatz sollte allerdings gezielt erfolgen. Sprechen Sie daher mit Ihrem Arzt oder Heilpraktiker. Besonders die Vitamine A, B, C, E und die Mineralstoffe Zink und Selen sind geeignet, da sie unserem Körper helfen, aggressive Stoffe, die schädlichen freien Radikale, zu neutralisieren.

Akne

Bei Akne entzünden sich die Gänge verstopfter Talgdrüsen. Meist tritt sie bei jungen Menschen in der Umstellungszeit der Pubertät auf. Ihre Behandlung ist oft langwierig. In der Naturheilkunde wird darauf geachtet, dass der Stoffwechsel in Ordnung ist. Das ist durch eine geeignete Ernährung gewährleistet. Essen Sie nicht zuviel Fett, Süßes und wenig scharfe Gewürze. Darüber hinaus sollte man auf äußerste Sauberkeit achten. Zur Reinigung sind Gesichtsdampfbäder geeignet. Unterstützend bei Akne wirkt der folgende Tee, der kurmäßig drei Wochen lang anzuwenden ist. Hautwirksam reizlindernd und blutreinigend sind hier Stiefmütterchen und Walnussblätter. Der Löwenzahn, eine unserer größten Heilpflanzen, ist ein Stimulans für den gesamten Zellstoffwechsel, die Brennnessel ein äußerst wirksames Reinigungsmittel und der Erdrauch regt die Tätigkeit von Leber und Galle an.

Reizlindernder und blutreinigender Tee

1 TL der Mischung der Zutaten mit ¹/₄ Liter kochend heißem Wasser überbrühen und 5 Minuten ziehen lassen.

3-mal täglich 3 Wochen lang 1 Tasse Tee ungesüßt und schluckweise nach den Mahlzeiten trinken.

◆ ZUTATEN ◆
je 25 g Stiefmütterchenkraut, Löwenzahnwurzel und -kraut,
je 20 g Walnuss- und Brennnesselblätter, Erdrauchkraut

Zur Reinigung des Gesichts können Sie auch Schafgarbentee verwenden. Zwei Teelöffel überbrühen Sie mit einem Vierteliter Wasser, lassen es zehn Minuten ziehen und tupfen mit dem lauwarmen Tee vorsichtig die Aknestellen ab.
Auch Ringelblumenblütentee und besonders Stiefmütterchenkrauttee sind zur Reinigung geeignet (Zubereitung wie beim Schafgarbentee). Letzteren kann man auch innerlich anwenden – drei Tassen am Tag, drei bis vier Wochen lang.

Appetitlosigkeit

Alle bitter schmeckenden Heilpflanzen fördern den Appetit und regen die Verdauungstätigkeit und die Bildung der Verdauungssäfte an.
Zwei der hierfür wichtigsten Heilpflanzen sind in dem nachfolgenden Rezept verwendet, das Tausendgüldenkraut und der Wermut. Die Brennnessel fördert zudem die Nierentätigkeit und ist allgemein stoffwechselanregend, Melisse beruhigt und entkrampft und die Pfefferminze hebt nicht nur den Geschmack des Tees, sondern fördert die Produktion von Magen-, Darm- und Gallensaft und wirkt Blähungen und Krämpfen entgegen:

Appetitfördernd sind alle jene Pflänzchen, die bitter schmecken.

Tee gegen Appetitlosigkeit

1 TL der Zutatenmischung mit ¹/₄ Liter kochend heißem Wasser überbrühen und 5 Minuten ziehen lassen. Abseihen und

dreimal täglich 1 Tasse Tee ¹/₂ Stunde vor den Mahlzeiten schluckweise und ungesüßt trinken.

◆ ZUTATEN ◆
je 10 g Tausendgülden- und Wermutkraut, Pfefferminz-, Brennnessel-und Melissenblätter

<table>
<tr><th colspan="2">VORSICHT BITTERE TEES!</th></tr>
<tr><td>Bittere Tees regen die Produktion von Magensaft an und sollten nicht bei Gastritis und Magen-Darm-</td><td>Geschwüren genossen werden. Verwenden Sie sie in der Schwangerschaft nur nach Absprache.</td></tr>
</table>

Kalmus stammt wahrscheinlich aus dem Himalaja. Heute wird er zur Herstellung von bitteren Magenlikören genutzt.

Für Kinder (Kleinkinder nur nach Absprache mit dem Arzt) ist ein Absud mit der Kalmuswurzel geeignet, die zwar bitter, aber durchaus auch aromatisch schmeckt:

Kalmuswurzelabsud

1 TL der Wurzel in $1/4$ Liter Wasser 6 Stunden lang kalt ansetzen und anschließend bis zum Sieden erhitzen.

Durchseihen und 2-mal täglich 1 Tasse Tee $1/2$ Stunde vor dem Essen schluckweise trinken.

Augenreizungen

Bei leichteren Augenreizungen kann man oft auf ein Antibiotikum verzichten, wenn man das Auge rechtzeitig mit einem lauwarmen Tee aus Augentrostkraut und Fenchelfrüchten spült. Überbrühen Sie dazu zwei Teelöffel der Mischung zu gleichen Teilen mit einem Viertelliter abgekochtem oder kochendem destilliertem Wasser. Lassen Sie die Mischung zehn Minuten ziehen, seihen sie durch und lassen sie auf lauwarm abkühlen. In einer Augenbadewanne (in der Apotheke erhältlich) morgens und abends zwei bis drei Minuten spülen.

Oft reicht auch ein Augentrosttee allein. Bei einer Reizung der Bindehaut sollten die Augen vor zuviel Lichteinwirkung geschützt werden. Tragen Sie daher, zumindest wenn die Sonne scheint, im Freien eine Sonnenbrille. Außerdem sollten Sie die Augen nicht reiben, auch wenn dies schwer fällt. Verschlimmert sich die Entzündung trotzdem, suchen Sie einen Arzt auf.

Bettnässen

Meistens sind seelische Gründe für das nächtliche Wasserlassen verantwortlich. Hier steht die Klärung der Ursache im Vordergrund. Lindern kann zusätzlich der folgende Tee.

Johanniskraut-Schafgarbenkraut-Tee

1 EL der Krautmischung mit $1/4$ Liter kochend heißem Wasser übergießen, 10 Minuten lang zugedeckt ziehen lassen und abends 1 Tasse warm trinken.

♦ ZUTATEN ♦
20 g Johanniskraut
40 g Schafgarbenkraut

Bei Blasenschwäche können begleitende kieselsäurehaltige Tees die sonstige Behandlung unterstützen. Bei kurmäßiger Anwendung helfen sie, Blase und Schließmuskel zu kräftigen.

Blasenentzündung

Eine Entzündung der Blase führt zum Zusammenziehen der Blasenwand und damit zu einem starken Harndrang, auch wenn die Blase nicht mit Flüssigkeit gefüllt ist. Frauen sind anfälliger für dieses Leiden, da durch ihren kürzeren Harnröhrenabschnitt leichter Bakterien in die Blase einwandern können. Eine Blasenentzündung kann im Gefolge einer Erkältung oder Infektion, bei Durchnässung, Unterkühlung oder auch durch ernährungsbedingte Reizung der Blasenschleimhaut durch Reizstoffe auftreten. Die Beschwerden sind häufiger Harndrang, Brennen und Schmerzen beim Wasserlassen bis hin zu schneidenden Schmerzen in der Blasengegend, Fieber und Schwäche.

Blasenentzündungen treten bei Frauen häufiger auf als bei Männern.

Blasenentzündungen müssen gut ausgeheilt werden, sonst besteht die Gefahr, dass die Entzündung über die Harnleiter zu den Nieren aufsteigt. Bei stärkeren Beschwerden, oder wenn es innerhalb von drei Tagen nicht zu einer Besserung kommt, sollten Sie einen Arzt aufzusuchen. Der folgende Tee ist ein klassischer Blasentee bei akutem Blasenkatarrh.

♦ ZUTATEN ♦

je 40 g Bärentrauben-
blätter und
Indischer Nieren- und
Blasentee

Blasentee

4 TL Zutatenmischung mit ¹/₂ Liter kaltem Wasser ansetzen und 12 Stunden unter gelegentlichem Umrühren ausziehen. 1 Woche lang 2–3 Tassen täglich, auf Trinkwärme erhitzt, zu sich nehmen.

Die Bärentraube soll nicht in der Schwangerschaft und Stillzeit und von Kindern unter zwölf Jahren eingenommen werden. Zusätzlich lindernd wirkt bei Blasenreizung auch Gerstenwasser

Die Wirkung der harndesinfizierenden Bärentraubenblätter entfaltet sich erst bei alkalischem Harn vollständig. Nehmen Sie daher mit jeder Tasse Tee eine Messerspitze voll Natron aus der Apotheke ein, das den Harn alkalisch macht. Von der oft empfohlenen Abkochung der Bärentraubenblätter muss abgeraten werden, da hierbei auch Gerbstoffe ausgezogen werden, die den Magen reizen können.

Blähungen

Von Blähungen spricht man, wenn sich durch übermäßige Gasansammlung in Magen und Darm Völle- und Druckgefühl einstellen. Gasblasen treten bei jeder Verdauungstätigkeit ununterbrochen auf. Normalerweise werden sie aber zerlegt und aufgenommen oder gehen unmerklich ab. Nehmen diese Gasblasen überhand, wird der Bauch aufgetrieben wie ein Luftballon, was bis zu echten Herzbeschwerden führen kann. Neben schlechter Verträglichkeit bestimmter Nahrungsmittel – Zwiebeln, Kohl oder Hülsenfrüchte – sind vor allem folgende Ursachen zu nennen: vermehrte Gärung durch chronische Entzündungen der Darmschleimhäute, Störungen der physiologischen Darmbakterienflora, Gallenblasen- oder Gallenwegserkrankungen und Krankheiten der Leber oder Bauchspeicheldrüse. Hier müssen die jeweiligen Grundkrankheiten behandelt werden.

Die folgenden Teerezepte lindern einfache Blähungen und können auch begleitend zu einer verordneten Therapie bei Krankheiten der Verdauungsorgane eingesetzt werden. Eine der wirksamsten blähungswidrigen Heilpflanzen ist der Kümmel. Gleichfalls gut wirksam ist Fenchel, wenn auch ein wenig schwächer. Pfefferminze und Kalmus stimulieren die Verdauungstätigkeit, Kamille wirkt Reizungen und Entzündungen entgegen und ist außerdem leicht krampflösend.

2 TL (Kinder 1 TL) der zerstoßenen Früchte mit $1/4$ Liter kochend heißem Wasser übergießen und 10 Minuten ziehen lassen. 2- bis 3-mal täglich 1 Tasse bei Bedarf trinken. Kinder trinken 2 Tassen bei Bedarf.

♦ ZUTATEN ♦
2 TL Kümmelfrüchte
(zerstoßen)

1 TL der Mischung mit $1/4$ Liter kochend heißem Wasser überbrühen, 10 Minuten ziehen lassen, durchseihen u. 3-mal täglich 1 Tasse schluckweise $1/2$ Stunde nach dem Essen trinken.

♦ ZUTATEN ♦
30 g Kümmelfrüchte,
(zerstoßen)
je 20 g Fenchelfrüchte
(zerstoßen), Kalmuswurzel und Pfefferminzblätter
10 g Kamillenblüten

Kombiniert mit zerstoßenen Anis- und Fenchelfrüchten zu gleichen Teilen ist der Geschmack angenehmer (Zubereitung wie bei Kümmeleinzeltee). Bei Blähungen und Koliken von Säuglingen können Sie einen Esslöffel Fenchelhonig aus der Apotheke in das Fläschchen geben.

Blutdruck, hoher

Für einen normalen Blutdruck gelten die Grenzwerte 160/90 als Richtwerte, wobei der obere Wert (Systole) dem Druck entspricht, mit dem das Herz das Blut in die Arterien pumpt (Pulswelle), und der untere (Diastole) dem Druck, der durch die Elastizität der Gefäße anschließend aufrechterhalten wird.
Für einen erhöhten Blutdruck müssen die Werte die meiste Zeit über 160/90 liegen, nicht nur kurzfristig nach großen körperlichen Anstrengungen. Viele Menschen leiden unter erhöhtem Blutdruck, wissen dies aber nicht, da sie keine Beschwerden haben, sich im Gegenteil sogar fit und leistungskräftig fühlen.

Ein Blutdruckwert von 160/90 gilt als Grenzwert. Alles darüber bezeichnet man als überhöhten Blutdruck.

Ab dem 40. Lebensjahr sollten daher regelmäßige halbjährliche Checks durchgeführt werden.

Blutdruckerhöhend wirken Stress, Zigaretten-, Alkohol- und Kaffeegenuss, Übergewicht, erhöhte Fett- und Harnsäurewerte im Blut und chronisch entzündliche Nieren.

Wer unter hohem Blutdruck leidet, sollte sich salzarm, mit reichlich Obst, Gemüse und Getreide und wenig Fleisch und Fett ernähren.

Tee bei leichteren Formen des hohen Blutdrucks

◆ ZUTATEN ◆

je 20 g Mistelkraut, Weißdornblüten und -blätter, Schachtelhalmkraut und Olivenblätter

1 1 TL der Zutatenmischung mit ¹/₄ Liter kochend heißem Wasser übergießen und 10–15 Minuten ziehen lassen. Kurmäßig, 3 Wochen lang, dreimal täglich 1 Tasse, ungesüßt, nach den Mahlzeiten schluckweise einnehmen.

2 Noch besser ist es allerdings, 1 Tasse Mistelkrautkaltauszug mit 1 Tasse Aufguss aus den übrigen Pflanzen zusammenzuschütten. Zubereitung siehe »Ausgleichendentspannender Tee« auf Seite 84.

Ausgleichend-entspannendeer Tee

◆ ZUTATEN ◆

je 20 g Weißdornblätter und -blüten, Melissenblätter und Mistelkraut

1 1 TL der Mischung aus Weißdornblüten, Weißdorn- und Melissenblättern mit ¹/₄ Liter kochend heißem Wasser übergießen und 15 Minuten ziehen lassen.

2 1 TL Mistelkraut 10 Stunden lang kalt ausziehen und mit

dem obigen Tee zusammenschütten.

3 4 Wochen lang jeweils morgens und abends von dieser Mischung 1 Tasse warm trinken. Dann 2 Wochen Pause einlegen und nochmal 4 Wochen anwenden.

Blutdruck, niedriger

Kaffee bringt den Blutdruck nur kurzzeitig auf Touren.

Viele Menschen leiden an niedrigem Blutdruck. Sie kommen morgens schwer aus dem Bett, sind müde und antriebsschwach. Der Griff zum Kaffee bringt zwar momentane Erleichterung, hat aber den Nachteil, dass unser Kreislaufsystem sich an die Putschwirkung gewöhnt. Sinnvoller ist es, den Kreislauf zu trainieren. Sauna und Dampfbad, Atemübungen, morgendliche Wechselduschen, Trockenbürsten und eine individuell geeignete sportliche Aktivität sind die besten Kreislauftrainer. Bis diese Maßnahmen wirken, können Sie auch mit Tees nachhelfen.

Stärkender und kräftigender Herztee

1 1 TL der Mischung mit ¹/₄ Liter kochend heißem Wasser überbrühen und 10 Minuten lang ziehen lassen. Durchseihen und morgens und mittags 1 Tasse Tee schluckweise nach den Mahlzeiten einnehmen.
2 Wirkt der Tee zu mild, können Sie der Mischung noch einmal je 20 Gramm Rosmarin und Ysop hinzugeben.

♦ ZUTATEN ♦
je 20 g Weißdornblätter und -blüten,
Rosmarinblätter und Ysopkraut
je 10 Lavendelblüten und Pfefferminzblätter

Stoffwechselanregender Verdauungstee

1 4 TL mit ¹/₂ Liter kaltem Wasser 4 Stunden lang ausziehen, die Hälfte abseihen, die andere 5 Minuten zugedeckt auf kleiner Flamme köcheln.
2 Die Menge auf dreimal täglich verteilt vor den Mahlzeiten trinken und einen Monat lang kurmäßig anwenden.

♦ ZUTATEN ♦
je 15 g Tausendgüldenkraut und Zimtrinde
30 g Pomeranzenschalen

Kreislaufbelebende Pflanzen, die Sie in Ihrer täglichen Ernährung nutzen können, sind beispielsweise Ingwer, Meerrettich und Pfeffer.

Blutarmut

Der folgende, allgemein stärkende und verdauungsanregende Tee kann bei auftretendem Eisenmangel helfen, zumindest als begleitende Maßnahme zur Eisensubstitution. Der Tee wirkt stärkend und verdauungsfördernd durch Schafgarben- und Tausendgüldenkraut, Wacholderbeeren und Pfefferminzblätter. Außerdem besitzt er durch Brennnessel, Wacholderbeeren und Schafgarbenkraut nierenanregende und entwässernde Eigenschaften und ist zudem allgemein anregend und reinigend durch die eisenhaltige Brennnessel.

KEIN DAUERGEBRAUCH!

Tees mit harntreibender Wirkung, und das sind blutreinigende Tees meist, eignen sich nicht zum Dauergebrauch. Die Anwendung bei Ödemen (Wasseransammlungen), infolge eingeschränkter Tätigkeit von Herz oder Nieren und in der Schwangerschaft erfolgt nur nach Absprache mit einem Fachmann.

♦ ZUTATEN ♦

je 20 g Brennnesseln, Pfefferminzblätter, Schafgarbenkraut, Wacholderbeeren 10 g Tausendgüldenkraut

Tee gegen Eisenmangel

1 TL der Mischung mit $1/4$ Liter kochendem Wasser überbrühen, zugedeckt 10 Minuten ziehen lassen, durchseihen und 3-mal täglich 1 Tasse schluckweise $1/2$ Stunde nach den Mahlzeiten trinken, kurmäßig 3 Wochen lang.

Auch eine Kur mit Brennnesselsaft ist nützlich. Dazu nimmt man dreimal täglich einen Esslöffel frischen Brennnesselsaft, aus dem Reformhaus oder der Apotheke, mit wenig Wasser verdünnt ein. Die Kur sollte zwei bis drei Wochen lang durchgeführt werden.

Blutreinigung

Bei einer Stoffwechselkur wird der Stoffwechsel aller Zellen und Organe unseres Körper angeregt.

Im Frühjahr und im Herbst kann eine Stoffwechselkur nur wärmstens empfohlen werden. Dabei wird besonders die Ausscheidungs- und Entgiftungstätigkeit über Leber und Nieren angeregt. Auch die Entgiftungsfunktion der Haut sollten Sie in dieser Zeit nutzen und anregen – Sauna, Dampfbad und jede Form schweißtreibender Tätigkeit sind dafür geeignet.

♦ ZUTATEN ♦

je 20 g Löwenzahnwurzel und -kraut, Brennnessel- und Birkenblätter

Klassischer Blutreinigungstee

1 2 TL der Mischung mit $1/4$ Liter kochend heißem Wasser überbrühen, 10 Minuten zugedeckt ziehen lassen und durchseihen.

2 2- bis 3-mal täglich 1 Tasse Tee schluckweise zwischen den Mahlzeiten trinken. Dieser Tee sollte zwischen 2 und 6 Wochen lang getrunken werden.

Neigt man zu Verstopfung, ist für eine Entschlackung auch eine abführende Wirkung des Tees sinnvoll. Die folgende Mischung enthält die mäßig abführende Faulbaumrinde sowie die blähungswidrigen Fenchelfrüchte:

2 TL der Mischung mit 1/4 Liter kochend heißem Wasser überbrühen, 10 Minuten ziehen lassen und durchseihen. 1–2 Wochen lang 2 Tassen täglich, schluckweise, zwischen den Mahlzeiten trinken.

♦ ZUTATEN ♦

je 20 g Brennnesselblätter, Löwenzahnwurzel und -kraut, Faulbaumrinde und Fenchelfrüchte

Durchblutungsstörung

Arterielle Durchblutungsstörungen, etwa des Gehirns, der Herzkranzgefäße oder der Beine, sind meist auf arteriosklerotische Gefäßveränderungen zurückzuführen. Wegen der möglichen schweren Folgen – Herzinfarkt, Schlaganfall – sind sie keinesfalls für eine Selbstbehandlung geeignet. Folgende Rezepte können Sie unterstützend zur Therapie einsetzen.

Durchblutungsfördernder Tee

1 TL der Mischung mit 1/4 Liter kochend heißem Wasser überbrühen, 5 Minuten zugedeckt ziehen lassen. 3-mal täglich 1 Tasse ungesüßt schluckweise nach den Mahlzeiten trinken.

♦ ZUTATEN ♦

je 15 g Steinklee-, Buchweizen-, Mistel- und Waldmeisterkraut, Weißdornblätter und -blüten

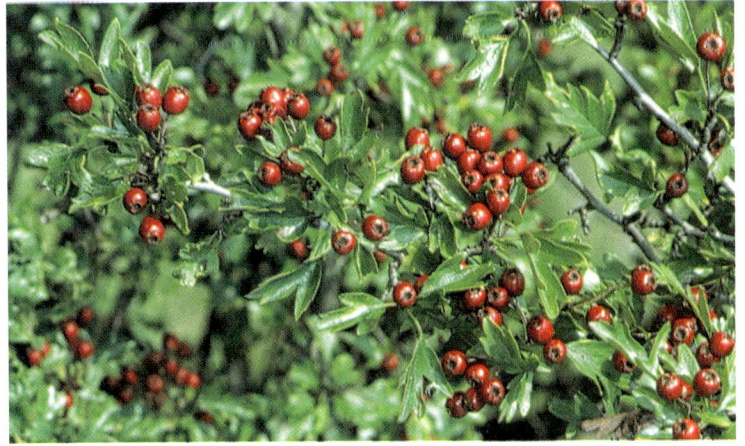

Extrakte aus Wurzeln und Blüten des Weißdorns werden als Kreislaufmittel verwendet.

GUTE DURCHBLUTUNG MIT KNOBLAUCH!

Verwenden Sie in der Küche reichlich Knoblauch oder Bärlauch. Beide fördern die Durchblutung, indem sie die Gefäße erweitern und die Blutgerinnung hemmen. Zudem helfen sie, die Blutfettwerte zu senken. Mindestens drei Zehen am Tag sind als Vorbeugungsmaßnahme zu empfehlen. Wenn Sie den puren Knoblauch nicht mögen, nehmen Sie vom Frischsaft dreimal täglich einen Esslöffel oder von der Tinktur 20 Tropfen ein.

Bei Arteriosklerose kann der folgende Heilpflanzentee begleitend eingesetzt werden.

Ausgleichender Tee für Herz und Kreislauf

♦ ZUTATEN ♦

je 20 g Weißdornblüten, Mistel-, Rauten-, Schachtelhalm- und Hirtentäschelkraut

Je 1 TL der Kräutermischung mit ¼ Liter kochend heißem Wasser übergießen, 15 Minuten ziehen lassen und 3-mal täglich 1 Tasse trinken, 3 Wochen lang als Kur.

Durchfall

Bei jeder Form von Eiter-, Blut- oder Schleimbeimengung im Stuhl und bei schweren oder länger als drei Tage dauernden Durchfällen ist unverzüglich ein Fachmann zu konsultieren. Bei einfachen Durchfällen kann der folgende Tee helfen. Die Gerbstoffe in diesem Tee haben eine zusammenziehende, stopfende und entzündungswidrige Wirkung auf die Schleimhäute von Magen und Darm. Der stärkste bekannte Gerbstoffträger ist die bei uns heimische Blutwurz. Sie enthält außerdem einen Farbstoff, der das Wachstum von Bakterien hemmt.

Tee gegen Durchfall

♦ ZUTATEN ♦

40 g Blutwurz
je 20 g Gänsefingerkraut, Brombeerblätter und Kamillenblüten

1 TL der Mischung mit ¼ Liter kochend heißem Wasser überbrühen und 10 Minuten ziehen lassen. Durchseihen und 3-mal täglich 1 Tasse ungesüßt und schluckweise trinken.

Alternativ zu diesem Tee können Sie Blutwurz auch in Form von feinstem Pulver einnehmen. Dieses Pulver ist in der Apotheke erhältlich. Man nimmt bei Durchfällen drei- bis viermal täglich eine Messerspitze voll in ein wenig Wasser aufgelöst zu sich.

Allgemeine Tipps bei Durchfall

Am besten ist es, die ersten zwei bis drei Tage zu fasten. Zum Aufsaugen der Toxine und zur Beruhigung der entzündeten Darmschleimhäute eignen sich ein Teelöffel Aktivkohle oder zweimal täglich Heilerde mit etwas Wasser oder Tee. Nach dem Fasten kann man anfangen, geriebene Äpfel, Haferschleimsuppe, Zwieback oder Bananen zu essen. Äpfel enthalten Pektine, die eine ähnlich giftbindende Wirkung haben wie Kohle, wenn auch schwächer.

Bei Durchfall ist Fasten angesagt!

Nach Abklingen der Beschwerden gehen Sie auf leichtverdauliche Kost über – fettarm, eiweißarm, kein Zucker, keine Rohkost. Dabei zwischendurch einige getrocknete Heidelbeeren kauen. Diese sind auch zur Behandlung darmempfindlicher Kinder geeignet. Für einen Tee übergießen Sie drei Esslöffel leicht gequetschte Beeren mit einem halben Liter kaltem Wasser. Dann kochen Sie alles zehn Minuten lang, seihen es durch und trinken mehrmals täglich schluckweise eine warme Tasse. Für Kleinkinder verwenden Sie nur einen Esslöffel, Zubereitung wie beschrieben. Geben Sie die fertige Lösung in ein fest verschließbares, sauberes Gefäß. Davon verabreichen Sie ihrem Kind täglich drei- bis fünfmal ein bis zwei Teelöffel. Zur Kleinkindbehandlung erhalten Sie auch fertige Lösungen in der Apotheke oder in Reformhäusern.

Heidelbeeren und Heidelbeertee eignen sich bestens als Zwischenmahlzeit, wenn die Beschwerden am Abklingen sind.

Bei schweren oder längerdauernden Durchfällen müssen verlorene Flüssigkeit und Mineralsalze unbedingt ersetzt werden. Bilanzierte Trinklösungen für diesen Zweck bekommen Sie ebenfalls in der Apotheke.

Ekzeme und Juckreiz

Ruprechtskraut und Eichenrinde lindern den Juckreiz und reinigen die Haut.

Erste Wahl bei Ekzemen, Juckreiz und Hautentzündungen sind Umschläge mit Eichenrinde. Geben Sie zwei Teelöffel gehackte Rinde in einen Viertelliter Wasser, erhitzen beides und kochen es 15 Minuten. Ein sauberes Baumwoll- oder Leinentuch mit dem Sud tränken und auf die betroffene Stelle legen.

Für Auflagen bei Ekzemen weniger bekannt ist das Ruprechtskraut. Kochen Sie eine Handvoll des Krauts in einem Liter Wasser auf und lassen es fünf Minuten ziehen. Baden Sie die ekzematösen Stellen dann jeden Tag 20 Minuten lang mit der Flüssigkeit oder geben Sie den Sud ins Badewasser. Gleichzeitig sollte auch ein Kräutertee getrunken werden.

Nieren- und ausscheidungsanregender Heiltee

♦ ZUTATEN ♦

je 10 g Löwenzahnwurzel, Walnussblätter, Goldruten-, Stiefmütterchen- und Ruprechtskraut

1 TL der Zutatenmischung mit ¹/₄ Liter kochend heißem Wasser übergießen und 10 Minuten ziehen lassen.

Durchseihen und ungesüßt 2 Tassen zwischen den Mahlzeiten schluckweise zu sich nehmen.

Bei Kindern sind besonders Walnussblätter (bei Akne und Hauteiterungen) und Stiefmütterchenkraut (bei schuppigen Hauterkrankungen und Milchschorf) für Waschungen oder Umschläge geeignet. Bei Juckreiz lindernd wirkt auch Bärlappsporenpuder. Oft helfen auch ein bis zwei Tropfen ätherisches Thymian- oder Pfefferminzöl gegen Juckreiz. Nicht bei entzündeter Haut, auf Schleimhäuten und bei kleinen Kindern anwenden, da ätherische Öle die Haut stark reizen können.

Erkältung und Grippe

Winzig kleine Krankheitserreger, die Viren, verursachen je nach Erreger Schnupfen, Husten, Abgeschlagenheit und leichtes Fieber. Insbesondere bei älteren oder bereits kranken Menschen sind auch schwere Verläufe dieser Erkrankungen möglich. Sie sind dann ärztlich zu behandeln.

Unterscheiden muss man zwischen einer Erkältung und einer Grippe. Diese wird zwar gleichfalls durch Viren verursacht und hat ähnliche Symptome, verläuft aber meist schwerer und ist besonders ansteckend. Eine Grippe muss ärztlich betreut werden, aber auch die Behandlung von Er-

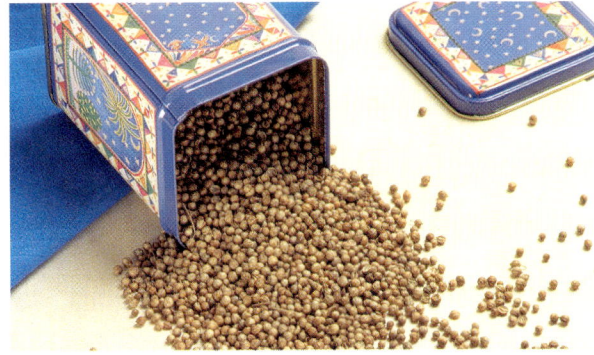

kältungen sollte nicht vernachlässigt werden. Wichtig ist, sie gut auszukurieren, da sonst schwere Rückfälle oder Folgekrankheiten möglich sind. Das folgende Rezept eignet sich auch bei beginnender Halsentzündung. Außerdem sollten Sie reichlich Vitamin C zuführen.

Der Koriander ist ein Doldengewächs, dessen getrocknete Früchte sehr aromatisch sind.

Klassischer, schweißtreibender Erkältungstee

1 1-2 TL der Mischung mit $1/4$ Liter kochend heißem Wasser überbrühen und 10 Minuten ziehen lassen.

2 Dann durchseihen und dreimal täglich $1/2$ Stunde nach den Mahlzeiten schluckweise 1 Tasse trinken.

♦ ZUTATEN ♦

je 20 g Holunder-, Linden- und Kamillenblüten und Thymiankraut

Wohlschmeckender, schweißtreibender Erkältungstee

2 TL (Kinder 1 TL) mit $1/4$ Liter kochend heißem Wasser überbrühen und

10 Minuten zugedeckt ziehen lassen. Dreimal täglich 1 Tasse trinken.

♦ ZUTATEN ♦

je 30 g Hagebuttenfrüchte und Linden- oder Holunderblüten

Aromatischer Erkältungstee

1 Geben Sie die in dünne Scheiben geschnittene frische Ingwerwurzel, die zerbröckelte Zimtstange, Korianderkörner, Nelken und die Zitronenscheibe in $1/2$ Liter Wasser und bringen alles zum Kochen.

2 Lassen Sie das Ganze zugedeckt auf kleiner Flamme 15 Minuten köcheln. Abseihen und davon mehrmals täglich 1 Tasse heiß trinken. Nach Bedarf können Sie mit Honig etwas süßen.

♦ ZUTATEN ♦

30 g Ingwerwurzel
1 Zimtstange
1 TL zerstoßene Korianderkörner
3 Nelken
1 Zitronenscheibe

Nach der orthomolekularen Medizin, die sich besonders mit den Mikronährstoffen wie Vitaminen und Mineralien beschäftigt, sind bei Verträglichkeit bis zu fünf Gramm zu empfehlen. Mindestens zuführen sollten Sie ein bis zwei Gramm an Vitamin C. Kapseln bekommen Sie in der Apotheke, besser sind jedoch natürliche Vitamin-C-Quellen, z. B. Sanddornsaft, schwarzer Johannisbeersaft, frisch gepresster Orangen- und Zitronensaft. Nützlich ist es auch, die Speisen mit reichlich Knoblauch, Zwiebel und Meerrettich zu würzen, die das abwehrsteigernde Senföl enthalten.

Als Grippeprophylaxe und bei Beginn einer Grippe oder Erkältung eignet sich eine Stoßtherapie mit dem abwehrsteigernden Sonnenhut.

Fettstoffwechsel

Erhöhte Blutfettwerte (Cholesterin, Triglyzerid) sind Risikofaktoren für Herz- und Gefäßleiden. Hier hilft natürlich kein Tee allein, sondern eine Umstellung der Lebensführung und Ernährungsweise: Weniger Fett, vor allem gesättigte Fettsäuren, wie sie besonders in Butter, Käse, Wurst und fettem Fleisch enthalten sind, dafür mehr Gemüse, Salat, Obst, Kartoffeln und Getreide, viel Bewegung und Abbau von Stress.

Zur Normalisierung des Fettstoffwechsels benötigt unser Körper ungesättigte Fettsäuren, die vor allem in kaltgepressten Pflanzenölen enthalten sind.

Ungesättigte Fettsäuren helfen den Fettstoffwechsel zu normalisieren. Sie sind vor allem in kaltgepresstem Distel-, Lein-, Oliven- und Sonnenblumenöl enthalten.

Günstig auf den Stoffwechsel wirkt auch eine Drei-Monats-Kur mit Obstessig. Mischen Sie dazu einen Esslöffel Obstessig aus biologischem Anbau und einen Teelöffel Honig in einem Glas Wasser. Nehmen Sie täglich morgens ein Glas davon zu sich.

Unterstützen kann diese Maßnahmen das folgende Teerezept, das die Tätigkeit von Leber und Galle anregt, die für den Fettstoffwechsel verantwortlich sind.

Artischockentee mit Pfefferminze

1 TL der Mischung mit kochendem Wasser überbrühen, 10 Minuten zugedeckt ziehen lassen und durchseihen. 6 Wochen lang 2- bis

3-mal täglich 1 Tasse ungesüßt nach den Mahlzeiten trinken.

♦ ZUTATEN ♦

60 g Artischockenblätter
40 g Pfefferminzblätter

Gallenbeschwerden

Funktionsstörungen der Gallenblase treten häufig auf. Besonders oft ist dies bei Frauen mittleren Alters zu beobachten. Funktionsstörung heißt hierbei, dass noch keine organische Ursache vorliegt, Fett aber dennoch schlecht verdaut wird. Die auftretenden Beschwerden sind Völlegefühl und Druck im Oberbauch, Übelkeit und heller Stuhl. Im Laufe der Zeit kann es dann zur Steinbildung, zu chronischen Entzündungen und einem Rückstau der Gallenflüssigkeit kommen. Ursachen sind meist über viele Jahre hinweg genossene fette Speisen, Nervosität oder chronische Infektionen.

Die meisten bei Gallenbeschwerden in Betracht kommenden Heilpflanzen bewirken dreierlei: Sie fördern die Produktion von Galle in der Leber sowie den Abfluss bereits gebildeter Galle und bewirken eine Entleerung der Flüssigkeit von der Gallenblase in den Darm.

Eine besondere Stellung unter den gallenwirksamen Pflanzen hat der Erdrauch. Er wirkt regulierend, d. h. der Gallenfluss wird gesenkt, wenn er zu stark ist, und gefördert, wenn er zu schwach ist.

Die Artischocke wirkt anregend auf Leber und Galle.

Erdrauch wirkt regulierend auf den Gallenfluss.

Anregender Gallentee

1 TL der Mischung mit $1/4$ Liter kochend heißem Wasser überbrühen und 10 Minuten zugedeckt ziehen lassen.

Durchseihen und ungesüßt 3-mal täglich 1 Tasse nach den Mahlzeiten schluckweise trinken.

♦ ZUTATEN ♦

30 g Erdrauchkraut
je 20 g Löwenzahnwurzel, Fenchelfrüchte und Pfefferminzblätter
10 g Ringelblumenblüten

Gastritis und Sodbrennen

Die Schleimhaut von Magen und Zwölffingerdarm reagiert empfindlich auf verschiedenste Einflüsse, auf psychische Konflikte, auf Ärger, Kummer und Sorgen, auf Genussmittel, z. B. Zigaretten, Kaffee, schwarzen Tee und Alkohol, auf scharfe Gewürze und Süßigkeiten und auf zu heiße oder kalte Getränke. Zu den Beschwerden gehören Magendruck, Sodbrennen, Brechreiz, Mundgeruch, belegte Zunge und Appetitlosigkeit. Weit verbreitet sind auch chronische Reizungen der Magenschleimhaut. Stärkere oder chronische Gastritiden erfordern die Behandlung durch einen Fachmann. Oft bilden sich im Laufe der Zeit auch Magen- oder Zwölffingerdarmgeschwüre.

Chronische Gastritiden müssen unbedingt von einem Arzt oder Heilpraktiker behandelt werden.

Bei jeder Form von Gastritis, aber auch bei Geschwüren, ist eine Kamillenrollkur sehr empfehlenswert (siehe Seite 41). Gleichzeitig sollte man auf alle Reizmittel, wie z. B. Zigaretten, Kaffee, schwarzen Tee, Alkohol, Kohl, fette und blähende Speisen, Geräuchertes, Gebackenes, Scharfes und Süßigkeiten verzichten.

Eibischwurzeltee

1 EL der Wurzel mit ¼ Liter kaltem Wasser übergießen und 3 Stunden lang, unter gelegentlichem Umrühren, ausziehen. Abseihen und mehrmals täglich 1 Tasse trinken.

Leinsamengetränk

2 gehäufte TL Schleim von Leinsamen mit ½ Liter Wasser über Nacht einweichen, abseihen und über den Tag verteilt trinken, morgens nach dem Aufstehen und vor den Mahlzeiten.

Zur Ausheilung ist in diesem Fall Schonkost angesagt. Zum Schutz und zur Beruhigung der entzündeten Schleimhaut sind einige Heilpflanzen gut geeignet: Eibisch, Leinsamen, Malve und Isländisch Moos.

Absud aus Isländisch Moos

1 3 TL des Krauts in $1/4$ Liter Wasser kalt ansetzen, zum Sieden erhitzen, gleich abseihen und wegschütten. In diesem Absud befinden sich die meisten Bitterstoffe.

2 Das bereits verwendete Kraut füllen Sie mit einem weiteren $1/4$ Liter kochend heißem Wasser auf; 10 Minuten ziehen lassen und mehrmals umrühren, damit sich die Schleimstoffe im Wasser lösen.

3 Abseihen und in kleinen Schlucken trinken, 2-mal täglich 1 Tasse.

Halsschmerzen

Spülung bei Hals- und Mandelentzündung

1 2 TL der Mischung mit $1/4$ Liter Wasser erhitzen und 10 Minuten auf kleiner Flamme köcheln lassen.

2 Durchseihen und nach dem Abkühlen alle 2–3 Stunden ausführlich spülen und gurgeln. Nicht schlucken!

◆ ZUTATEN ◆
je 20 g Blutwurz und Kamillenblüten

Auch das Gurgeln mit lauwarmem Kamillentee allein hilft. Bei akuten Entzündungen geben Sie zu gleichen Teilen die reizmildernden Malvenblätter hinzu.

Gurgelmittel mit Salbei

1 Die Salbeiblätter mit $1/4$ Liter kochend heißem Wasser übergießen und 10 Minuten zugedeckt ziehen lassen.

2 Dann Apfelessig und Honig darunterrühren und mehrmals täglich damit spülen und gurgeln.

◆ ZUTATEN ◆
2 TL Salbeiblätter
je 1 TL Apfelessig und Honig

Hämorrhoiden

Jede Blutung aus dem Darm ist unbedingt ärztlicherseits abzuklären. Wenn Sie unter Verstopfung leiden, was bei Hämorrhoiden häufig der Fall ist, sollten Sie auf eine ausreichende Ballaststoffzufuhr achten und viel trinken – zwei bis drei

Liter Wasser, Tee oder Saft am Tag. Einrisse und Schrunden am After werden durch kalte Quarkauflagen, Sitzbäder oder Umschläge mit Eichenrindenabkochung gelindert (eine Handvoll Rinde mit einem Liter Wasser 15 Minuten verkochen und in das Badewasser geben oder für Umschläge verwenden). Auch feuchte Heilerdenauflagen sind nützlich und lindernd.

Heiltee gegen Hämorrhoiden

♦ ZUTATEN ♦

je 20 g Rosskastanienblätter und Steinkleekraut
je 15 g Schafgarben- und Hirtentäschelkraut
je 10 g Schlehdorn- und Ringelblumenblüten, Hamamelisblätter

1 1 TL dieser Mischung mit $1/4$ Liter kochend heißem Wasser überbrühen und 10 Minuten zugedeckt ziehen lassen.

2 Durchseihen und 2- bis 3-mal täglich 1 Tasse schluckweise $1/2$–1 Stunde nach den Mahlzeiten trinken.

Haut, welke

Ein Gesichtsdampfbad mit Schachtelhalm kann helfen, das Bindegewebe zu festigen. Rosmarin reinigt und fördert die Durchblutung, Kamille und Schafgarbe lindern die Entzündung – Schafgarbe kräftigt außerdem –, Lavendel entspannt.

♦ ZUTATEN ♦

je 20 g Schachtelhalm- und Schafgarbenkraut, Kamillen- und Lavendelblüten, Rosmarinblätter

1 3 EL dieser Mischung mit 1 Liter Wasser bis kurz nach dem Siedepunkt erhitzen, den Topf vom Herd nehmen und das Gesicht 10 Minuten über den aufsteigenden Dampf halten.

Dabei legen Sie 1 großes Handtuch über den Kopf.

2 Dieses Gesichtsbad führen Sie 3 Wochen lang täglich einmal durch.

Hautjucken

Die Ursachen für ein lästiges Hautjucken sind vielfältiger Natur und sollten in jedem Fall abgeklärt werden. Die Ursachenpalette von Hauterkrankungen reicht von Ekzemen, Nesselsucht und Schuppenflechte über Leberleiden und Stoffwechselerkrankungen bis hin zu Allergien und Arteriosklerose. Zunächst muss immer das Grundleiden erforscht und behandelt werden. Sonnen- und Luftbäder können lindern, ebenso das Waschen der juckenden Körperteile mit verdünntem Essigwasser. Geben Sie dafür einen Esslöffel Obstessig auf einen Liter Wasser.

Oft helfen mit Eichenrindenabkochung getränkte Kompressen, auch Haferstrohbäder können lindernd wirken (50 bis 100 Gramm mit zwei Litern heißem Wasser übergießen, zehn Minuten ziehen lassen und den Sud dem Badewasser zufügen). Gut wirksam ist oft auch kühlendes ätherisches Minz- oder Thymianöl. Geben Sie zwei Tropfen davon auf die juckende Stelle, jedoch nicht bei Entzündungen oder Reizungen und nicht bei kleinen Kindern.

Eichenrinde, Haferstroh und Thymian bekämpfen Hautjucken.

Stoffwechselanregender Kräutertee

1 TL der Mischung mit ¼ Liter kochendem Wasser überbrühen und 10 Minuten zugedeckt ziehen lassen. Durchseihen und ungesüßt schluckweise 2- bis 3-mal täglich 1 Tasse nach den Mahlzeiten trinken, kurmäßig 3 Wochen lang.

♦ ZUTATEN ♦
je 20 g Stiefmütterchenkraut, Löwenzahnwurzel, Ehrenpreiskraut und Kamillen- und Ringelblumenblüten

Heiserkeit

Bei Heiserkeit und Kehlkopfentzündung hilft ein Kräutertee mit dem reizlindernden Eibisch.

Reizlindernder Kräutertee

1 TL der Mischung mit ¼ Liter kochend heißem Wasser überbrühen, 10 Minuten ziehen lassen, durchseihen und 3-mal täglich 1 Tasse schluckweise nach den Mahlzeiten trinken, mit einem Mund voll davon gurgeln.

♦ ZUTATEN ♦
je 20 g Königskerzenblüten, Bibernell- und Eibischwurzel

Schonen Sie bei Kehlkopfentzündung unbedingt die Stimme und sprechen Sie wenig. Auch sollten Luftfeuchtigkeit und -temperatur in den Räumen hoch genug gehalten werden, trockene oder kalte Luft reizt die Atemwege. Sorgen Sie auch im Winter in den geheizten Wohnräumen für eine relative Luftfeuchtigkeit von 40 bis 60 Prozent.

Herzbeschwerden

Nervöse Herzbeschwerden treten häufig auf. Die Nervenfasern im Brust- und Herzbereich werden überempfindlich, man spürt sein Herz, hat manchmal ein unangenehmes, beengtes Gefühl in der Brustgegend, Stiche, Herzklopfen und zuweilen eine unangenehme Beschleunigung der Herztätigkeit. Meistens treten diese Symptome bei nervösen und ängstlichen Menschen auf. Ursachen dieser Beschwerden können Stress, Genussgifte und psychische Probleme sein. Wichtig ist dabei die Unterscheidung rein nervöser Beschwerden von organischen Herz-Kreislauf-Krankheiten, die ähnliche Symptome verursachen können, z. B. Störungen der nervalen Steuerung des Herzens, Beschwerden infolge arteriosklerotischer Veränderungen der Herzkranzgefäße, Herzschwäche, Gefäßkrankheiten und Herzklappenfehler. Für die genannten Krankheiten sind keinesfalls Selbstbehandlungen geeignet, sie müssen von einem Arzt diagnostiziert werden. Tees können hier symptomatisch lindern und beruhigend auf die Nerven einwirken.

Kräftigender und beruhigender Heiltee

♦ ZUTATEN ♦

je 20 g Weißdornkraut und -blüten, Herzgespannkraut, Baldrianwurzel (oder Johanniskraut) und Melissenblätter

1 1 TL der Mischung mit ¹/₄ Liter kochend heißem Wasser überbrühen und anschließend 15 Minuten ziehen lassen.

2 Durchseihen und 2-mal täglich 1 Tasse Tee schluckweise nach den Mahlzeiten trinken, kurmäßig 4 bis 6 Wochen lang.

Mild kräftigender Heiltee

♦ ZUTATEN ♦

je 20 g Weißdornblätter und -blüten, Melissenblätter je 10 g Brombeerblätter und Orangenblüten

2 TL der Mischung mit ¹/₄ Liter kochend heißem Wasser übergießen, anschließend 15 Minuten ziehen lassen und abseihen, einen Monat lang 2 Tassen täglich trinken.

Herzschwäche

Eine chronische Herzschwäche muss von einem erfahrenen Arzt oder Heilpraktiker behandelt werden. Der folgende Tee

ARMBÄDER UND -GÜSSE GEGEN ANGSTGEFÜHLE!

Stärkere Beschleunigung des Herzrhythmus ist oft mit Angstgefühlen verbunden. Hier können vorübergehend kalte Armbäder oder Armgüsse helfen. Dafür halten Sie die Arme 20 bis 30 Sekunden bis zum Ellbogen in kaltes Wasser hinein.

kann nach Absprache begleitend angewendet werden. Er enthält Weißdorn, die wichtigste mild wirkende herzwirksame Heilpflanze, die wir kennen. Weißdorn kräftigt und stärkt den Herzmuskel. Herzgespannkraut wirkt bei länger dauernder Anwendung ausgleichend und beruhigend auf das Herz, ähnlich auch die Melisse und das Hirtentäschelkraut.

Tee gegen Herz- und Kreislaufbeschwerden

1 TL der Mischung mit ¼ Liter kochend heißem Wasser überbrühen und 15 Minuten ziehen lassen, durchseihen und 3-mal täglich 1 Tasse ungesüßt und schluckweise nach den Mahlzeiten trinken.

♦ ZUTATEN ♦
je 30 g Weißdornblüten und -blätter
je 20 g Herzgespann- und Hirtentäschelkraut und Melissenblätter

Heuschnupfen

Allergiker erwarten das Frühjahr oft mit gemischten Gefühlen, da sie, je mehr die Natur wächst, gedeiht und blüht, mit ihren lästigen allergischen Beschwerden zu kämpfen haben, mit einer Reizung der Schleimhäute von Nase, Augen und Bronchien.
Beginnen Sie mit der Einnahme des folgenden Tees etwa zwei Wochen vor der ersten, sie betreffenden Polleninvasion. Allergiker kennen diesen Zeitpunkt meistens ziemlich genau. Oft wissen sie auch die Blütezeit der Heilpflanzen, auf die speziell sie allergisch reagieren. Der Tee kann ohne Bedenken über zwei bis drei Monate hinweg getrunken werden.

Bei Heuschnupfen werden die Schleimhäute von Bronchien, Nase und Augen durch Blütenpollen gereizt.

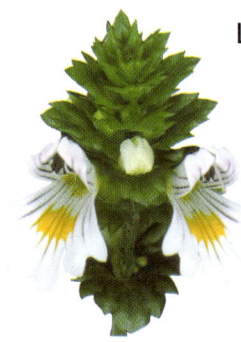

Lindernder Heuschnupfentee

1 TL der Mischung mit $^1/_4$ Liter kochend heißem Wasser überbrühen und 10 Minuten ziehen lassen. Durchseihen und 2 Tassen täglich schluckweise nach den Mahlzeiten trinken.

Auch ein Tee mit der abwehrkräftigenden Meisterwurz allein, den sie ab etwa zwei Wochen vor Beschwerdebeginn trinken sollten, wirkt zuweilen vorbeugend lindernd.

Meisterwurztee

1 TL Meisterwurz auf $^1/_4$ Liter kochendes Wasser geben, 10 Minuten ziehen lassen und 2-mal täglich 1 Tasse schluckweise nach den Mahlzeiten trinken.

EIN GUTER TIPP BEI HEUSCHNUPFEN

Machen Sie eine Kur mit Blütenpollen. Nehmen Sie dazu täglich ein bis zwei Teelöffel Blütenpollen aus dem Reformhaus, in etwas Wasser gelöst, ein. Beginnen Sie damit ab vier Wochen vor dem Beginn der Beschwerdezeit. Hilfreich ist auch die Einnahme von Bienenhonig aus Ihrer Wohngegend, da er die Pollen enthält, auf die speziell Sie allergisch reagieren. Beginnen Sie mit der Einnahme gleichfalls einen Monat vor Beschwerdebeginn, der Allergikern meist vertraut ist, und fahren Sie damit bis zum Ende der Saison fort (nicht für Diabetiker geeignet!). Bei Beschwerden der Nase kann das Einreiben der Naseninnenwände mit Johanniskrautöl die Entzündung lindern.

Hexenschuss und Ischias

Zur Linderung der Beschwerden bei Ischias oder Hexenschuss stehen lokale Maßnahmen wie Einreibungen, Umschläge und Auflagen im Vordergrund. Oft wird man nicht umhinkommen, auch Schmerzmittel einzunehmen.

Zuweilen hilft es, wenn man die schmerzenden Stellen mit warmem Johanniskraut oder Olivenöl einreibt. Sehr wirkungsvoll ist auch die Auflage eines heißen Heublumensacks (siehe Seite 114). Verschlimmern sich die Beschwerden, ist die Behandlung abzubrechen.

Begleitend zur Verwendung des Heublumensacks empfiehlt sich ein schmerzlindernder Tee aus den blutreinigenden Birkenblättern und den beruhigenden Spierstaudenblüten.

Ein heißer Heublumensack und etwas warmes Öl helfen bei Hexenschuss.

Schmerzlindernder Tee

1 TL der Mischung mit $^{1}/_{4}$ Liter kochend heißem Wasser überbrühen und 10 Minuten ziehen lassen. Die Flüssigkeit durchseihen und schluckweise 3-mal täglich 1 Tasse Tee nach den Mahlzeiten trinken.

♦ ZUTATEN ♦
30 g Spierstaudenblüten
je 20 g Hauhechelwurzel,
Birkenblätter und
Schachtelhalmkraut

Husten

Husten ist eine Reflexreaktion unseres Körpers auf alles, was unsere Atemwege blockiert, einengt oder behindert.

Heilpflanzen, die bei Husten angewendet werden, teilt man in drei Gruppen ein:

* Schleimhaltige Pflanzen, wie Eibisch, wilde Malve, Königskerze und Spitzwegerich, wenn die Schleimhäute akut gereizt und entzündet sind

* Auswurffördernde Pflanzen, wie die Schlüsselblume, der Alant, das Veilchen und die Bibernelle, die festsitzenden Schleim lösen

* Krampflösende Pflanzen, wie Thymian, Sonnentau und Efeu, die Hustenkrämpfe lindern

♦ ZUTATEN ♦

je 15 g Eukalyptusblätter,
Holunderblüten,
Ysop- und weißes
Andornkraut

Antibiotisch wirkender Bronchialtee

4 TL der Mischung in $1/2$ Liter Wasser aufkochen und 10 Minuten köcheln lassen. Die Mischung durchseihen und die Menge über den Tag verteilt heiß trinken.

♦ ZUTATEN ♦

je 15 g Malven-,
Holunder- und
Lindenblüten,
Isländisch Moos
je 10 g Spitzwegerich-
und Thymiankraut

Schweißtreibender Erkältungshustentee

2 TL der Mischung aus den Blüten, dem Moos und den Kräutern mit $1/4$ Liter kochend heißem Wasser übergießen und 10 Minuten ziehen lassen. Tee abseihen und 2–3 Tassen täglich heiß, mit Honig gesüßt, trinken.

♦ ZUTATEN ♦

je 20 g Eibischwurzel,
Spitzwegerichblätter,
Thymian- und
Sonnentaukraut
etwas Honig

Hustentee bei akuter Bronchitis

1 2 TL der Kräuter-Wurzel-Mischung mit $1/4$ Liter siedendem Wasser überbrühen und 10 Minuten zugedeckt ziehen lassen.

2 Durchseihen und bei Bedarf 3- bis 4-mal täglich 1 Tasse zwischen den Mahlzeiten, heiß und mit Honig gesüßt, in kleinen Schlucken trinken.

Zu trockenen Schleimhäuten kommt es häufig nach Abklingen der ersten akuten Erscheinungen, man ist heiser und verspürt nicht mehr so viel Hustenreiz. Hierbei empfiehlt sich der folgende Tee.

♦ ZUTATEN ♦

je 30 Schlüsselblumen-
wurzel und
Königskerzenblüten
etwas Honig

Schlüsselblumen-Königskerzen-Hustentee

1 2 TL der Mischung mit $1/4$ Liter kochend heißem Wasser überbrühen, 10 Minuten ziehen lassen und durchseihen.

2 Zwischen den Mahlzeiten 1 Tasse heißen Tee schluckweise, mit Honig gesüßt, trinken, bis zu 4 Tassen täglich.

Bei stark krampfhaftem Husten, begleitend zur verordneten Therapie, auch bei Keuchhusten und Asthma, kann eine andere Mischung helfen, die auf der Grundlage des allseits bekannten Thymiankrauts basiert.

Thymiantee mit Sonnentaukraut und Fenchelfrüchten

2 TL der Mischung mit ¼ Liter kochend heißem Wasser überbrühen, 10 Minuten ziehen lassen und durchseihen. 3-mal täglich 1 Tasse heißen Tee zwischen den Mahlzeiten schluckweise, mit Honig gesüßt, trinken. Besonders wichtig ist die Einnahme einer Tasse dieses Tees unmittelbar vor dem Schlafengehen. Das kann Ihnen eine beschwerdefreie und angenehme Nachtruhe bescheren.

Ist der Schleim grünlich, liegt eine Infektion vor. Hier ist Knoblauchhonig wirksam. Übergießen Sie dazu fünf in Scheiben geschnittene Knoblauchzehen mit 100 Milliliter Honig und lassen Sie sie über Nacht stehen. Danach seihen Sie den Saft ab und nehmen mehrmals täglich einen Teelöffel des Safts ein. Die folgenden Teerezepte können begleitend zur verordneten Therapie bei chronischem Krampfhusten, Keuchhusten und Asthma eingesetzt werden. Bei einem Asthmaanfall ist die Lunge stark gebläht, so dass es schwer fällt, die eingeatmete Luft wieder auszuatmen. Asthma kann nach einer lang dauernden Bronchitis, einer Grippe oder Lungenentzündung auftreten. Häufig ist die Ursache auch eine allergische Überempfindlichkeit gegen Pflanzen, Hausstaub oder verschiedenste andere Stoffe. Eine begleitende Rolle spielen oft ein geschwächtes Abwehrsystem und psychische Gründe.

Asthma und Bronchitis können auch durch eine Allergie ausgelöst werden.

ZWIEBELN WIRKEN AUSWURFFÖRDERND!

Ein einfaches Hustenmittel ist ein Sirup aus den auswurffördernden Zwiebeln mit dem gleichfalls auswurffördernden, antibiotisch wirksamen Honig. Schneiden Sie dazu eine große Zwiebel in Ringe und bedecken sie mit kaltgeschleudertem, flüssigem Honig. Über Nacht ziehen lassen, am Morgen durchseihen und dabei gut ausdrücken.

♦ ZUTATEN ♦

je 20 g Süßholz-, Alant-
und Eibischwurzel,
Anisfrüchte (zerstoßen)
und Thymiankraut

Anregender Hustentee zur Reizmilderung

2 TL der Mischung mit $1/4$ Liter siedendem Wasser übergießen, 10 Minuten ziehen lassen. Die Hälfte davon 10 Minuten auf kleiner Flamme köcheln lassen, wieder zusammenschütten und durchseihen. 2 Wochen lang 2- bis 3-mal täglich 1 Tasse.

♦ ZUTATEN ♦

je 30 g Malvenblüten
oder -blätter und
Primelwurzel
etwas Honig

Hustentee für Kinder

1–2 TL der Mischung mit $1/4$ Liter kochend heißem Wasser überbrühen, 5–10 Minuten ziehen lassen und täglich 2–3 Tassen trinken. Süßen mit Honig hilft zusätzlich.

Kopfschmerzen

Die Einnahme von Schmerzmitteln sollte nicht zur Gewohnheit werden. Das gilt auch für schmerzlindernde Tees. Tees mit natürlichen pflanzlichen Schmerzmitteln wie Weidenrinde oder Spierstaude bringen oft nicht den erwünschten Grad an Schmerzfreiheit. Ein Versuch lohnt sich aber allemal. Das folgende Teerezept hilft bei leichteren Kopfschmerzen und lindert auch Migräne. Die Weidenrinde ist hierbei die schmerzlindernde Komponente, Rosmarin fördert Kreislauf und Durchblutung, Lavendel und Melisse beruhigen die gereizten Nerven.

Im Gegensatz zu anderen Rinden darf man Weidenrinde nicht kochen, da es sonst zu Magenreizungen kommen kann. Auch Überdosierung ist zu vermeiden.

Beruhigender und schmerzlindernder Tee

♦ ZUTATEN ♦

je 30 g Weidenrinde und
Lavendelblüten
je 20 g Melissen- und
Rosmarinblätter

1 1 TL der Mischung mit $1/4$ Liter kochend heißem Wasser überbrühen und 10 Minuten ziehen lassen.

2 Anschließend durchseihen und bei Bedarf 3-mal täglich nach den Mahlzeiten jeweils 1 Tasse trinken.

Krampfadern

Bei Krampfadern handelt es sich um eine Erschlaffung der venösen Blutgefäße, so dass das Venenblut sich staut und in den Beinen zurückbleibt. Infolge der mangelnden Elastizität der Gefäße kommt es zur Erweiterung der Venen, besonders im

Bereich der Unterschenkel, die als bläulich gefärbte Stränge erkennbar sind. Meist ist eine angeborene Bindegewebsschwäche die Ursache, oft auch jahrelange einseitige Belastung bei Menschen, die sich wenig bewegen, viel sitzen oder stehen. Besteht diese Blutstauung ständig, kann es im Laufe der Zeit zur Bildung von Ödemen oder Venenentzündungen kommen. Ihre Behandlung gehört in die Hände eines Arztes. Bei Entzündungen der Venen besteht die Gefahr einer Thrombose (Losreißen eines Blutgerinnsels), was zur lebensgefährlichen Verstopfung der Lungenarterie führen kann.

Rosskastanie und Honigklee sind in dem folgenden Teerezept die wichtigsten venenspezifischen Heilpflanzen, die die Durchblutung der Venen fördern und die Venenwände stärken. Die Schafgarbe wirkt leicht blutstillend und kreislauffördernd, der Weißdorn stützt und kräftigt Herz und Kreislauf.

Krampfadern lassen sich auf angeborene Bindegewebsschwäche oder zu zu wenig Bewegung zurückführen.

Kreislauffördernder Tee zur Durchblutung

1 1 TL der Mischung mit 1/4 Liter kochend heißem Wasser überbrühen und 10 Minuten ziehen lassen.

2 Durchseihen und 3-mal täglich 1 Tasse schluckweise nach den Mahlzeiten trinken, kurmäßig 3 Wochen lang.

♦ ZUTATEN ♦
je 20 g Rosskastanienblätter, Steinklee- und Schafgarbenkraut, Weißdornblüten und -blätter

Sind die Venen entzündet, geben Sie zur obigen Mischung noch 20 Gramm entzündungsmildernde Ringelblumenblüten.

Kreislaufschwäche

Manche Menschen leiden aufgrund von Nervosität oder niedrigem Blutdruck an einer Kreislaufschwäche, was auch zu kurz andauernden Ohnmachten führen kann. Ein Kreislauftee mit Weißdorn zur Herzkräftigung, Rosmarin zur allgemeinen Stärkung und Förderung der Durchblutung, Schafgarbe zur Stimulierung des Blutkreislaufes und Mistel zur Blutdruckregulierung kann hier helfen. Der Tee sollte kurmäßig drei bis sechs Wochen lang eingenommen werden.

♦ ZUTATEN ♦

je 20 g Weißdorn-
blüten und -blätter,
Schafgarben und
Mistelblätter
30 g Rosmarinblätter

1 1 TL der Mischung mit
$1/4$ Liter kochend heißem Wasser überbrühen und 10 Minuten
ziehen lassen.
2 Durchseihen und 3-mal täglich 1 Tasse Tee schluckweise
nach den Mahlzeiten trinken. In
der Schwangerschaft sollte dieser Tee nur nach ärztlicher Absprache eingenommen werden.

Zur allgemeinen Kreislaufstärkung eignen sich Bewegung und
Sport aller Art, morgendliche Wechselduschen, Dampfbad und
Sauna. Dampfbad und Sauna sind nicht für Menschen mit er-
höhtem Blutdruck und Herz-Kreislauf-Problemen geeignet.

Leberstörungen

Die Leber ist die zentrale biochemische Fabrik unseres Körpers – sie speichert und produziert lebenswichtige Stoffe und zerstört schädliche Substanzen.

Die Leber dient als Speicher für Nährstoffe und Vitamine, legt
Energiereserven an, produziert lebenswichtige Stoffe für den
Stoffwechsel der Zellen, macht giftige Stoffe unschädlich, stellt
Substanzen her, die die Blutgerinnung bewirken und produ-
ziert den Gallensaft.

Leberkrankheiten gehören in fachliche Betreuung. Begleitend
dazu sind Lebertees nützlich, um die Entgiftungs- und Stoff-
wechselfunktionen unserer Leber anzuregen.

Die wichtigste leberwirksame Heilpflanze ist die Mariendistel.
Sie hilft bei der Regeneration der Zellen und schwächt Stoffe

ERSTE HILFE

Bei einer Ohnmacht: Zwei
Tropfen Kampfer D1 auf die
Zunge geben. Das regt das
Kreislaufzentrum im Ge-
hirn an. Außerdem die Person flach mit erhöhten Beinen lagern, für frische Luft
sorgen und Atmung und
Puls kontrollieren. Kommt
die Person nicht gleich
wieder zu sich, sofort den
Notarzt verständigen.
Bei Schwächegefühl: Hin-
setzen und zwei Tropfen
ätherisches Rosmarinöl in
die Schläfen reiben (Vor-
sicht, nicht in die Augen
bringen!).

ab, die die Leber schädigen. Dieser Tee ist kurmäßig über mehrere Monate hinweg einzunehmen. Man übergießt dazu einen Teelöffel Mariendistelfrüchte mit einem Viertelliter kochend heißem Wasser und lässt sie zehn Minuten zugedeckt ziehen. Anschließend abseihen und dreimal täglich eine Tasse schluckweise und ungesüßt trinken – morgens vor dem Frühstück, eine halbe Stunde vor dem Mittagessen und vor dem Schlafengehen.

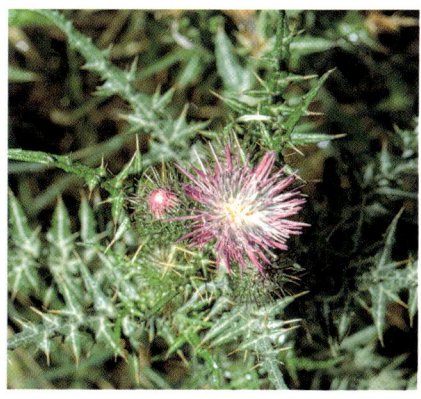

Magendruck und -krampf

Wenn Ihr Magen drückt, weil Sie durcheinander gegessen oder zu kalt getrunken haben oder weil Ihnen seelischen Probleme auf den Magen schlagen, kann folgender Tee helfen.

Krampflösender Verdauungstee

1 TL der Mischung mit $^1/_4$ Liter kochend heißem Wasser überbrühen und zugedeckt 10 Minuten ziehen lassen.

Bei Bedarf 1 Tasse ungesüßt und schluckweise nach den Mahlzeiten trinken, maximal 3 Tassen täglich.

Haben gestresste Schulkinder nervös bedingte Magenschmerzen, kann eine Tinktur aus der bitteren Orange helfen. Einmal 20 Tropfen in etwas warmem Wasser oder Tee eine halbe Stunde vor dem Essen verabreichen.

Milchschorf

Bei Milchschorf handelt es sich um ein Ekzem, das im Säuglingsalter auftritt. Oft liegt eine Überempfindlichkeit gegen Milch oder andere Nahrung zugrunde. Zuweilen helfen Waschungen mit Stiefmütterchentee, auch dreimal täglich ein Esslöffel des Tees ins Fläschchen gegeben. Einen Teelöffel mit

Bei Leberstörungen steht die Mariendistel als helfende Hand an erster Stelle.

♦ ZUTATEN ♦

je 20 g Engelwurz, Melissenblätter, Gänsefingerkraut und Kamillenblüten einem Viertelliter Wasser aufgießen und zehn Minuten ziehen lassen (für Umschläge zwei Teelöffel). Auch die Mischung aus Ehrenpreiskraut und Stiefmütterchen kann helfen und Umschläge mit Kamille lindern ebenfalls.

Mundgeruch

Mundgeruch tritt häufig bei Störungen des Verdauungstraktes sowie bei Entzündungen von Hals, Mund oder Rachen auf. Das folgende Rezept verbessert den schlechten Geruch und Geschmack und lindert gleichzeitig mögliche Entzündungen.

♦ ZUTATEN ♦
je 20 Pfefferminz- und Salbeiblätter

Pfefferminz-Salbei-Tee

2 TL der Mischung mit $1/4$ Liter kochend heißem Wasser überbrühen, 10 Minuten ziehen lassen und durchseihen. Alle 3 Stunden den Mund damit spülen und gurgeln.

Nebenhöhlenentzündungen

Die Nebenhöhlen sind mit Schleimhaut ausgekleidete Hohlräume, die mit den Nasenhöhlen in Verbindung stehen. Die Kiefernhöhlen liegen unter den Augen, neben der Nase, die Stirnhöhlen über den Augenbrauen. Bei einer Reizung oder Entzündung der Nebenhöhlen entzünden sich ihre Schleimhäute. Stechende oder klopfende Schmerzen in der Stirn- oder Wangengegend, von der Stirn ausgehende Kopfschmerzen und der Fluss von Eiter oder Schleim in die Nase und den Rachen sind die Beschwerden, auch kann die Körpertemperatur erhöht sein.

Die Nebenhöhlen sind Warmluftspeicher und Resonanzräume für die Stimme.

Nebenhöhlenentzündungen treten meist nach einem Schnupfen oder einer Erkältung auf. Sie müssen gut ausgeheilt werden, sonst kann eine chronische Entzündung oder eine verstärkte Anfälligkeit zurückbleiben. Bei chronischen Entzündungen sollten mögliche Zahnherde im Oberkiefer durch einen Zahnarzt aufgespürt und behandelt werden.

Hilfreich sind Dampfbäder, z. B. mit Fichtensprossen, zur Linderung der Entzündung. Kochen Sie dazu zwei Esslöffel Fichtensprossen in einem Liter Wasser auf. Sobald das Wasser kocht, den aufsteigenden Dampf zehn Minuten inhalieren, ein- bis zweimal täglich, dabei Kopf und Topf mit einem großen Handtuch bedecken. Sinnvoll sind auch Inhalationen mit der entzündungslindernden Kamille, dazu zwei Esslöffel Kamillenblüten mit einem Liter kochendem Wasser aufbrühen.

Sonnenhut unterstützt die Abwehrkräfte des Körpers.

Abwehrsteigernder und anregender Tee

2 TL der Mischung mit ¼ Liter kochend heißem Wasser überbrühen und 10 Minuten zugedeckt ziehen lassen. Durchseihen und 2- bis 3-mal täglich 1 Tasse heißen Tee schluckweise zwischen den Mahlzeiten trinken. Wenn das Nasensekret flüssig und klar ist, fügen Sie der Mischung 2 dünne Scheiben frischer Ingwerwurzel hinzu.

♦ ZUTATEN ♦

je 20 g Sonnenhut-, Goldruten- und Augentrostkraut, Holunderblüten und Pfefferminzblätter
5 g Gelbwurz

Nervenschmerzen

Nervenschmerzen oder Neuralgien entstehen durch eine Reizung der peripheren Nerven. Die Ursachen sind vielfältig und müssen erforscht und behandelt werden. Dazu gehören z. B. Erkältung, Zugluft, Klima- und Wettereinflüsse, Entzündungsherde an Zähnen, Mandeln oder Nebenhöhlen, Stoffwechselleiden wie Diabetes und Gicht, Rheuma, toxische Einwirkungen oder eine Abnutzung von Wirbelsäulen- und Hüftgelenken. Die Schmerzattacken können minutenlang, stundenlang oder sogar wochenlang anhalten. Bekannt sind die Trigeminusneuralgie, die Interkostalneuralgie und die Lumbalgie. Als schmerzlindernde erste Hilfe können Sie auf die betroffenen Stellen warme Heublumenauflagen legen. Anschließend mit Franzbranntwein, Rosmarin- oder Lavendelspiritus einreiben.

♦ ZUTATEN ♦

je 20 g Weidenrinde,
Spierstauden- und
Johanniskraut,
Holunder- und
Kamillenblüten

Schmerzstillender Beruhigungstee

1 TL der Mischung mit ¹/₄ Liter kochend heißem Wasser überbrühen und 10 Minuten ziehen lassen.

Durchseihen und 2–3mal täglich 1 Tasse ungesüßt und schluckweise nach den Mahlzeiten trinken.

Nervosität

Die folgenden Tees enthalten Heilpflanzen mit beruhigender und nervenausgleichender Wirkung und sind auch bei nervösem Herzklopfen geeignet. Auf Dauer sollte auch ein Beruhigungstee nicht eingenommen werden. Weniger, weil Nebenwirkungen zu befürchten sind, sondern weil Probleme und Disharmonien auf Dauer nicht mit der Hilfe von Medikamenten zu lösen sind. Auch ein Tee ist ein Medikament.

♦ ZUTATEN ♦

je 20 g Schlüsselblumenblüten und
Passionsblumenkraut
je 15 g Orangenblüten
und Melissenblätter
10 g Lavendelblüten

Nervenausgleichender Beruhigungstee

1 TL der Blüten-Kräuter-Mischung mit ¹/₄ Liter kochend heißem Wasser überbrühen und etwa 10 Minuten zugedeckt ziehen lassen.

Die Flüssigkeit anschließend durchseihen und ungesüßt und schluckweise 2–3 Tassen täglich nach den Mahlzeiten trinken.

♦ ZUTATEN ♦

je 20 g Melissen- und
Pfefferminzblätter,
Johanniskraut und
Orangenblüten

Beruhigungstee für Kinder

1 TL der Mischung mit ¹/₄ Liter kochend heißem Wasser übergießen und

10 Minuten ziehen lassen. 2-mal täglich 1 Tasse bei Bedarf trinken.

♦ ZUTATEN ♦

30 g Johanniskraut
je 20 g Melissenblätter,
Pomeranzenschalen und
Apfelschalen

Stimmungaufhellender Stärkungstee

4 TL der Mischung in ¹/₄ Liter kaltem Wasser 6 Stunden lang ansetzen, ausdrücken und abgießen. Die ausgepressten Kräuter mit einem weite-

ren ¹/₄ Liter kochend heißem Wasser übergießen und 10 Minuten ziehen lassen. Beide Tassen mischen und über den Tag verteilt trinken.

Prostatavergrößerung

Bis zu ein Drittel aller Männer leidet mit zunehmendem Alter, meist ab 50 oder 60, unter einer Vergrößerung der Prostata (Vorsteherdrüse). Die Prostata drückt dann auf die Harnröhre, und es kommt zu Schmerzen beim Wasserlassen und nächtlichem Harndrang. Schreitet die Vergrößerung fort, kann die Blase nicht mehr vollständig entleert werden und entzündet sich häufig. Muß die Prostata noch nicht operiert werden, was ärztlicherseits abzuklären ist, kann ein Tee die Beschwerden lindern.

Prostatatee

1 1 TL der Mischung mit ¼ Liter kochend heißem Wasser überbrühen und 5 Minuten ziehen lassen.

2 Durchseihen und 3-mal täglich 1 Tasse Tee schluckweise nach den Mahlzeiten trinken, kurmäßig 6 Wochen lang.

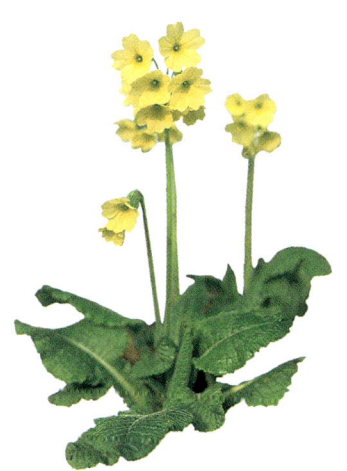

♦ ZUTATEN ♦

40 g Weidenröschenkraut
je 20 g Brennnesselblätter, Goldrutenkraut und Schlüsselblumenblüten

Schlüsselblumenblüten unterstützen die Harnausscheidung.

Regelbeschwerden

Bei Schmerzen, Krämpfen und allen anderen chronischen Beschwerden im Zusammenhang mit dem Zyklusgeschehen der Frau muss durch eine fachärztliche Untersuchung eine organische Krankheitsursache ausgeschlossen werden.

Ausgleichender und vorbeugender Tee

Dieser Tee sollte kurmäßig 2 Monate lang eingenommen werden, dann 2 Monate Pause, dann wieder 2 Monate. Brühen Sie 1 TL mit ¼ Liter kochend heißem Wasser auf. 10 Minuten zugedeckt ziehen lassen und morgens und nachmittags ungesüßt je 1 Tasse schluckweise trinken.

♦ ZUTATEN ♦

30 g Frauenmantelkraut
je 20 g Johannis- und Schafgarbenkraut, Rosmarinblätter, Kamillenblüten
10 g Taubnesselblüten

♦ ZUTATEN ♦

je 20 g Gänsefinger-,
Schafgarben- und
Frauenmantelkraut,
Kamillenblüten,
Melissenblätter

Beruhigender und regulierender Tee

1 TL dieser Mischung mit ¼ Liter kochend heißem Wasser überbrühen, 10 Minuten zugedeckt ziehen lassen und ab 3 Tage vor der Regel bis zum Ende zweimal täglich 1 Tasse schluckweise nach den Mahlzeiten trinken.

Reisekrankheit

Wer weiß, dass er auf Flug-, Bahn- oder Schiffsreisen leicht mit Übelkeit, Schwindel oder Erbrechen reagiert, kann ab drei Tagen vor der Abreise den folgenden Tee versuchen.

♦ ZUTATEN ♦

30 g Pfefferminzblätter
je 20 g Ingwerwurzel,
Lavendelblüten,
Rosmarin- und
Melissenblätter

Verdauungskräftigender Beruhigungstee

1 TL der Mischung mit ¼ Liter kochend heißem Wasser übergießen und 10 Minuten ziehen lassen. Die Flüssigkeit durchseihen und 2- bis 3-mal täglich 1 Tasse schluckweise nach den Mahlzeiten trinken.

Rheuma

Unter dem Begriff »Rheuma« werden verschiedene Krankheiten der Knochen, Gelenke, Muskeln und Sehnen zusammengefaßt. Die chronische Polyarthritis fällt ebenso unter diesen Begriff wie Arthrosen, Wirbelsäulenbeschwerden, Gicht und rheumatische Beschwerden der Weichteile, z. B. von Muskeln und Sehnen. Einige wichtige Gemeinsamkeiten haben alle diese Krankheiten: Giftstoffe und Stoffwechselschlacken müssen ausgeschieden, Entzündungsherde, beispielsweise der Zähne, Mandeln oder Nebenhöhlen, beseitigt und der Stoffwechsel angeregt werden. Die Ablagerung von Stoffwechselschlacken im Bindegewebe kann man zwar nicht als direkten Verursacher von Rheuma ansehen, aber sie schafft einen Boden, auf dem sich bestimmte Krankheiten bilden können. Das Bindegewebe ist wie eine Schaumgummischicht im ganzen Körper verteilt und umgibt alle Organe und Gefäße mit einer Polsterung.

Harntreibender und stoffwechselanregender Tee

♦ ZUTATEN ♦

15 g Hauhechelwurzel
je 10 g Löwenzahnwurzel,
Brennnesselblätter,
Schachtelhalmkraut,
Wacholderbeeren und
Weidenrinde

1 TL der Mischung mit $^1/_4$ Liter kochend heißem Wasser überbrühen, 10 Minuten zugedeckt ziehen lassen und 3-mal täglich 1 Tasse ungesüßt und schluckweise nach den Mahlzeiten trinken. Einige Tage lang oder bei Bedarf anwenden.

Bei Rheuma handelt es sich um schmerzhafte Erkrankungen von Gelenken, Knochen, Muskeln und Sehnen.

Kommt es durch falsche Ernährung zur Verschlackung, können Organe und Gefäße nicht mehr ausreichend ernährt werden, auch die bei Rheumatikern erkrankten Gelenke sind unterversorgt. Hier helfen Heilpflanzen bei der Entfernung und Ausscheidung von Giftstoffen aus den Geweben, und sie regen allgemein den Stoffwechsel an. Man spricht hier auch von umstimmend wirkenden Pflanzen. Umstimmende Tees müssen kurmäßig eingenommen werden. Da sie entwässernde Heilpflanzen enthalten, sind sie nur für die angegebene Einnahmedauer geeignet. Bei Herz- oder Nierenleiden sollten Sie vorher Rücksprache mit Ihrem Arzt halten.

Bei Rheuma und Arthritis ist der folgende Heiltee nützlich, bei dem einige klassische, rheumawirksame Heilpflanzen miteinander kombiniert wurden.

Stoffwechselfördernder Verdauungstee

♦ ZUTATEN ♦

30 g Löwenzahnwurzel
20 g Teufelskrallen-
wurzel, Brennnessel-
und Birkenblätter

1 TL der Mischung mit $^1/_4$ Liter kochend heißem Wasser überbrühen und 10 Minuten ziehen lassen. Anschließend durchseihen und 2-mal täglich 1 Tasse Tee $^1/_2$ Stunde nach den Mahlzeiten schluckweise und ungesüßt trinken.

Vier-Wochen-Kur für Rheumatiker

Zum Frühstück 2 EL Löwenzahnfrischsaft einnehmen, $^1/_2$ Stunde vor dem Mittag- und Abendessen je 1 Tasse Teufelskrallentee. Für 2 Tassen benötigen Sie 1 TL Teufelskrallenwurzel und $^1/_2$ Liter Wasser – über Nacht kalt ansetzen. Teufelskralle nicht bei Magen- und Darmgeschwüren, Gallensteinleiden oder in der Schwangerschaft anwenden.

DER HEUBLUMENSACK

Sehr bewährt bei allen nicht entzündlichen rheumatischen Beschwerden hat sich die Auflage eines Heublumensacks. Er ist tiefenwirksamer als viele andere Auflagen, lindert die Schmerzen und fördert Durchblutung und Stoffwechsel. Weichen Sie den Sack in kochendem Wasser ein, lassen ihn etwas auskühlen und legen ihn dann auf die erkrankte Stelle. Damit sich die Wärme lange genug hält, mit einem dicken Tuch abdecken und 40 Minuten lang liegen lassen (nicht bei akuten Entzündungen von Gelenken, Muskeln oder Nerven verwenden).

Pflanzentees mit Kieselsäuregehalt helfen bei rheumatischen Leiden sowie bei Krampfadern.

Kieselsäure ist für das Bindegewebe so wichtig wie Eisen für die Blutkörperchen und Kalzium für die Knochen. Sie ist ein wichtiger Bestandteil von Bindegewebe, Knorpeln, Knochen, Sehnen, Gefäßen, Haaren und Nägeln. Die kurmäßige Einnahme eines Tees aus kieselsäurehaltigen Pflanzen hilft bei Krankheiten, bei denen eine Schwäche oder ein Verschleiß der genannten Gewebe vorkommt. Hilfreich bei Rheuma sind Fasten-, Frischsaft- und Reiskuren. Außerdem sollten Rheumatiker auf eine ausgewogene, nicht zu fett- und eiweißreiche Nahrung achten, bei der Obst, Getreide und Gemüse eine tragende Rolle spielen. Sind Gelenke akut schmerzhaft und entzündet, helfen feucht-kalte Umschläge und Packungen. Bei entzündlich-schmerzenden Arthrosen lindern Auflagen mit den entzündungswidrig wirkenden Bockshornkleesamen.

Schlaflosigkeit

Kräutertees sind eine gute Hilfe bei Schlafstörungen. Gleichwohl sollten Sie nicht gewohnheitsmäßig getrunken werden. Oftmals stecken psychische Probleme, Anspannung und Stress oder organische Krankheiten wie Rheuma oder erhöhter Blutdruck hinter diesem einfachen Symptom. In diesen Fällen nützt es selbstverständlich nichts, wenn man nur das oberflächliche Symptom behandelt. Erforschen und behandeln Sie gemeinsam mit einem erfahrenen Therapeuten die zugrunde liegende Ursache.

Zu den nervenberuhigenden, schlaffördernden Heilpflanzen zählen Baldrianwurzel, Hopfenzapfen und Passionsblumenkraut. Ausgleichend und entspannend auf unser Nervenkostüm wirken Melissenblätter, beruhigend das Waldmeisterkraut, stimmungsaufhellend und beruhigend das Johanniskraut.

Gewohnheiten wie Essen kurz vor dem Schlafengehen oder der reichliche Gebrauch von Genussmitteln verhindern einen erholsamen Schlaf.

Nervenberuhigender Schlaftee

1–2 TL der Mischung aus Wurzel, Zapfen, Blättern und Kräutern mit ¼ Liter kochendem Wasser überbrühen, 10 Minuten zugedeckt ziehen lassen, durchseihen und schluckweise nicht mehr ganz heiß trinken.

♦ ZUTATEN ♦
25 g Baldrianwurzel
15 g Hopfenzapfen
je 20 g Melissenblätter und Passionsblumenkraut, 10 g Waldmeisterkraut

Verdauungsanregender Schlaftee

1–2 TL mit ¼ Liter kochend heißem Wasser übergießen und 10 Minuten zugedeckt ziehen lassen. Bei Bedarf tagsüber oder vor dem Schlafengehen 1 Tasse trinken.

♦ ZUTATEN ♦
15 g Angelikawurzel und Hopfenzapfen
25 g Melissenblätter
je 5 g Lavendelblüten und Schafgarbenkraut

Beruhigend-ausgleichender Tee gegen Schlafstörungen

1–2 TL der Mischung mit ¼ Liter kochend heißem Wasser überbrühen und 10 Minuten ziehen lassen. Durchseihen und abends vor dem Schlafengehen 1 Tasse trinken.

♦ ZUTATEN ♦
je 20 g Orangen- und Schlüsselblumenblüten, Melissenblätter, Apfelschalen und Eisenkraut

TIPP BEI SCHLAFLOSIGKEIT

Eine Handvoll Lindenblüten mit einem Viertelliter kochend heißem Wasser überbrühen, fünf Minuten ziehen lassen und einem Vollbad beigeben (Temperatur warm, nicht heiß!). Badedauer 10 bis 15 Minuten.

115

Schnupfen

Ein Tee bei beginnendem Schnupfen, wenn die Nase läuft, mit dem abwehrsteigernden Thymian (oder Quendel), den entzündungs- und schweißhemmenden Salbeiblättern, dem reizmildernden Augentrostkraut und den entzündungslindernden, beruhigenden Kamillenblüten tut wohl:

◆ ZUTATEN ◆
je 20 g Thymiankraut, Kamillenblüten, Salbeiblätter und Augentrostkraut

1 TL der Mischung mit ¼ Liter kochend heißem Wasser überbrühen und 10 Minuten ziehen lassen.

Durchseihen und 3-mal täglich 1 Tasse Tee schluckweise nach den Mahlzeiten trinken.

Zu Beginn eines Schnupfens kann ein ansteigendes Fußbad helfen, auch ein einmaliger Stoß mit bis zu fünf Gramm Vitamin C. Ein nützliches Hausmittel ist es, eine dicke Zwiebelscheibe in einem Glas heißem Wasser eine Minute ziehen zu lassen und das Wasser über den Tag verteilt einzunehmen. Auch Kamillendampfbäder wirken lindernd (Zubereitung siehe Seite 109). Sinnvoll, wie bei jeder Erkältung, ist zudem die Gabe abwehrsteigernder und schweißtreibender Tees (siehe Seite 91).

Schwäche, allgemein

Die hier angeführten Heilpflanzen wirken kräftigend auf den ganzen Körper. Sie eignen sich in Zeiten großer Belastung, bei allgemeiner Schwäche und in der Genesungszeit nach schwerer Krankheit.

Die Wirkungsweisen von Ginseng sind vielfältig. Man führt sie auf die Ginsenoide zurück.

Eine der wichtigsten Heilpflanzen zur allgemeinen Stärkung, besonders auch für ältere Menschen, ist die Ginsengwurzel. Ginseng harmonisiert das vegetative Nervensystem und kann zur Vitalisierung und bei Erschöpfung in Zeiten großer Anspannung eingesetzt werden. Ihre Wirksamkeit konnte inzwischen eindeutig wissenschaftlich belegt werden und ist auf Saponine zurückzuführen, denen man den Namen Ginsenoside gab.

Präparate finden Sie im Fachhandel – man wende sie kurmäßig an. Erkundigen Sie sich nach dem Wirkstoffgehalt, da sich im Handel Präparate sehr unterschiedlicher Qualität befinden. Gelegentlich wurde eine leichte Steigerung des Blutdrucks beobachtet, weshalb Hypertoniker Ginseng mit Bedacht einnehmen sollten.

Bockshornkleesamen werden in Asien schon seit mehreren tausend Jahren zur Kräftigung bei Schwäche und Magerkeit eingesetzt. Die Samen steigern auch die körpereigene Abwehr. Zwei Teelöffel der Samen mit einem Viertelliter kaltem Wasser drei bis vier Stunden ziehen lassen, kurz aufkochen und abseihen. Drei bis vier Wochen lang zwei Tassen täglich trinken, und Sie fühlen sich besser.

Bittere Heilpflanzen wirken gleichfalls kräftigend und tonisierend. Sie regen die Verdauungstätigkeit an. Bei Enzian und Wermut konnte auch eine positiv anregende Wirkung auf die Immunzentren im Darm nachgewiesen werden. Das im Enzian enthaltene Glykosid Gentiopikrin wird in zahlreichen pharmazeutischen Tinkturen verwendet.

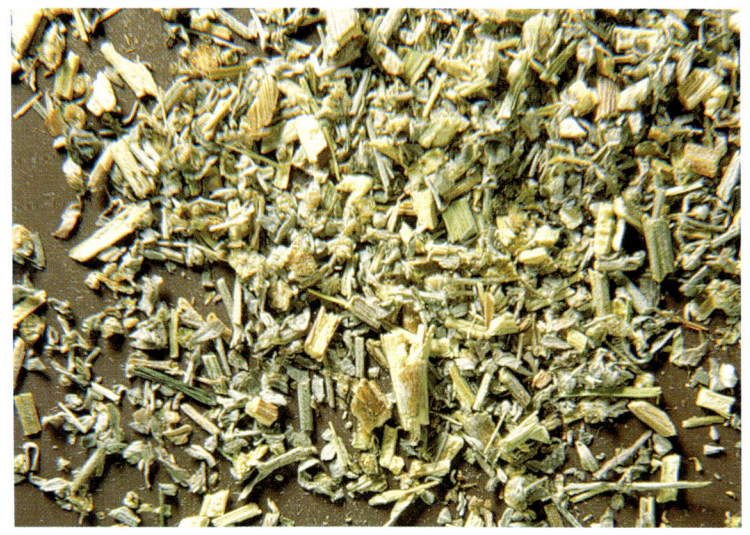

Das Wermutkraut stammt aus dem östlichen Mittelmeerraum. Man verwendet es hauptsächlich zur Herstellung des bittersüßen Absinth oder Vermouth. Daneben besitzt es ein positive Wirkung auf den Darm (siehe Seite 120).

je 20 g Ginseng- und
Enzianwurzel,
Chinarinde und
Rosmarinblätter

Kräftigender, anregender Tee

1 TL mit ¹/₄ Liter kochend heißem Wasser übergießen und 5–10 Minuten ziehen lassen. 3 Wochen lang täglich 2 Tassen vor dem Essen trinken. Nicht bei Hypertonie, Gastritis, Magengeschwüren oder bestehender Chininüberempfindlichkeit einnehmen.

Weitere kräftigende Teemischungen finden Sie auch im Kapitel Früchte- und Hausteerezepte auf Seite 61.

Schwitzen

Schwitzen ist eine Ausscheidungs- und Entgiftungsreaktion unseres Körpers, die nicht unterdrückt werden sollte. Mancher Übernervöse schwitzt leicht und stark, was bei wichtigen Terminen zu Unsicherheit und Verlegenheit führen kann.

je 20 g Salbeiblätter,
Ysop-, Goldruten-,
Schachtelhalm- und
Herzgespannkraut,
Hopfenzapfen

Schon die Römer wussten um die Heilkraft des Salbeis.

Schweißhemmender Entspannungstee

1 TL der Mischung mit ¹/₄ Liter kochend heißem Wasser überbrühen und 10 Minuten ziehen lassen. Die Flüssigkeit durchseihen und bei Bedarf 2- bis 3-mal täglich 1 Tasse schluckweise nach den Mahlzeiten trinken.

Übelkeit

Pfefferminze ist das ideale Mittelchen, um einen verstimmten Magen wieder ins Lot zu bringen.

Ist die Übelkeit auf einen verkorksten Magen zurückzuführen, kann Pfefferminztee helfen. Auch die Mischung aus Pfefferminz- und Melissenblättern zu gleichen Teilen ist zu empfehlen. Die Zubereitung ist für beide Tees dieselbe: Zwei Teelöffel mit einem Viertelliter kochend heißem Wasser übergießen und 15 Minuten ziehen lassen. Bei Bedarf schluckweise eine Tasse trinken.

Basilikum-Bitterorangenblätter-Tee

1 TL der Mischung mit ¹/₄ Liter kochend heißem Wasser übergießen.

10 Minuten ziehen lassen und bei Bedarf bis 3 Tassen täglich trinken.

♦ ZUTATEN ♦
Basilikum- und Bitterorangenblätter im Verhältnis 1:1

Übergewicht

Niemand, der ernstlich abnehmen will, kommt daran vorbei, seine Ernährungsgewohnheiten zu erforschen, weniger zu essen und sich mehr zu bewegen. Tees können eine Schlankheitskur nur insofern unterstützen, indem sie den Stoffwechsel anregen, entschlacken und entgiften. Das gilt auch für alle anderen Präparate, inklusive sämtlicher Diätprodukte. Haben Sie die Ursachen für Ihr persönliches »Zuviel« aufgespürt, ist es nicht mehr so schwer, eine Strategie zu entwickeln.

Verdauungsfördernder Entschlackungstee

1 1 TL der Mischung mit ¹/₄ Liter kochend heißem Wasser überbrühen und 10 Minuten ziehen lassen.
2 Durchseihen und während der Schlankheitskur, maximal

2 Wochen lang, dreimal täglich vor den Mahlzeiten 1 Tasse trinken.
3 Den Tee vor den Mahlzeiten zu trinken vermindert das Hungergefühl.

♦ ZUTATEN ♦
je 20 g Löwenzahnwurzel, Schachtelhalmkraut, Schlehdorn- und Ringelblumenblüten, Pfefferminzblätter

Verdauungsschwäche

Wenn sich Beschwerden der Verdauungsorgane nicht genau ermitteln lassen und keine organische Ursache gefunden werden kann, spricht man von funktionellen Verdauungsstörungen. Ein Mangel an Enzymen oder mangelnder Transport des Nahrungsbreis, auch leichte Reizungen der Magen-Darm-Schleimhaut können die Ursachen sein. Völlegefühl, Blähungen, auch leichte Verstopfung im Wechsel mit Durchfall sind die Beschwerden.

Der folgende bitter schmeckende Tee regt den Appetit und die Verdauungstätigkeit an:

ÄRZTLICHE HINWEISE

Bittere Tees nicht bei Gastritis oder Magen- und Zwölffingerdarmgeschwüren einnehmen, in der Schwangerschaft nur mit ärztlicher Genehmigung.

♦ ZUTATEN ♦

je 20 g Basilikum und Enzianwurzel, je 10 g Liebstöckl-, Majoran- und Wermutkraut

1 TL der Mischung mit $1/4$ Liter kochend heißem Wasser überbrühen, 10 Minuten ziehen lassen und durchseihen.

2- bis 3-mal täglich 1 Tasse $1/2$ Stunde vor dem Essen schluckweise trinken.

♦ ZUTATEN ♦

40 g Thymiankraut
30 g Lavendelblüten
20 g Pfefferminzblätter

Aromatischer Magen-Darm-Tee

1–2 TL der Mischung mit $1/4$ Liter kochend heißem Wasser überbrühen, 10 Minuten zugedeckt ziehen lassen und 2–3 Tassen täglich trinken – süßen, wenn nötig.

Verstopfung

Chronische Verstopfung ist ein weitverbreitetes Übel, oftmals auch selbstproduziert durch den Missbrauch von Abführmitteln, chemischer wie auch natürlicher Art. Bei freilebenden Tieren oder auch bei den sogenannten »Primitiven« gibt es keine Verstopfung. Das sagt schon alles über die einfachen möglichen Ursachen: Stress, Bewegungsmangel, unregelmäßige Lebensweise, Ernährungsfehler.

Jede Form von Bewegung regt die Verdauung an: Spazierengehen, Sport und Gymnastik. Neigt jemand zu Verstopfung, sollte die Ernährung allmählich auf faserreiche Kost umgestellt werden, also Vollkornprodukte, Salate und rohes Obst. Besonders gesund sind auch milchsäurehaltige Gärgemüse wie Sauerkraut, milchsäurevergorene Gurken oder Karotten.

Betätigen Sie sich sportlich, und achten Sie auch auf faserreiche Kost.

Sie sollten fachliche Hilfe in Anspruch nehmen, wenn der Verstopfung eine Krankheit der Verdauungsorgane zugrundeliegt sowie bei jeder Form von hartnäckiger oder chronischer Verstopfung. Unverzüglich ist ein Fachmann aufzusuchen, wenn sich im Stuhl Blut oder Eiter befindet. Es sollte reichlich Wasser getrunken werden, um eine Verklumpung des Stuhls zu verhindern, mindestens zwei Liter täglich.

Abführend wirkt in der folgenden Teemischung die Faulbaumrinde; Tausendgüldenkraut, Löwenzahn und Pfefferminze regen die Verdauungstätigkeit und die Verdauungssäfte an; Fenchel wirkt Blähungen entgegen; die Ringelblume ist leicht entzündungswidrig und verschönert den Tee optisch.

Verdauungsfördernder Abführtee

1 TL der Mischung mit $1/4$ Liter kochend heißem Wasser überbrühen und 10 Minuten zugedeckt ziehen lassen.

Bei Bedarf morgens, falls notwendig auch mittags, 1 Tasse Tee ungesüßt nach dem Essen trinken.

♦ ZUTATEN ♦

je 20 g Faulbaumrinde, Löwenzahnwurzel und Pfefferminzblätter
30 g Fenchelfrüchte (zerstoßen)
je 10 g Tausendgülden-kraut und Ringelblumen-blüten

EINFACHE VERDAUUNGSHILFEN

Tees mit abführenden Heilpflanzen sollten ohne ärztliche Absprache nicht in der Schwangerschaft getrunken werden und eignen sich nicht für den Dauergebrauch! Einfache Verdauungshilfen sind:

Kräuterdrinks Ein Glas Sauerkraut- oder Gemüsesaft oder Molke mit einem Esslöffel Petersilie, Schnittlauch, Kresse, Zwiebel oder Knoblauch, morgens auf nüchternen Magen gekühlt trinken.

Obst Jeden Morgen drei bis fünf getrocknete Pflaumen in Wasser einlegen und den Sud morgens auf nüchternen Magen trinken, das Obst essen.

Gleitmittel Ein ausgesprochen gutes Quellmittel ist der Leinsamen. Sein Öl hilft als Gleitmittel, da durch das Aufquellen der Samen die Peristaltik der Darmwände angeregt wird. Nehmen Sie zweimal täglich einen Esslöffel mit reichlich Wasser ein.

Die Verdauung lässt sich durch einfache Hilfen – z. B. Gemüsesäfte, getrocknete Pflaumen oder Leinsamen – auf Vordermann bringen.

121

Völlegefühl

Vor allem bittere Tees lindern die Beschwerden, die meist auf Verdauungsschwäche, falsche oder überreichliche Nahrung zurückzuführen sind.

Bitterkleetee mit Pfefferminz

♦ ZUTATEN ♦

40 g Bitterkleeblätter
30 g Pfefferminzblätter
10 g Tausendgülden-
kraut

1 TL mit ¼ Liter kochend heißem Wasser überbrühen, 5–10 Minuten zugedeckt ziehen lassen und schluckweise zwei- mal täglich eine nicht mehr heiße Tasse Tee vor den Mahl- zeiten trinken oder bei Bedarf 1 Tasse.

Angenehm schmeckt der folgende Tee, dem Sie bei krampf- artigen Schmerzen noch 30 Gramm Gänsefingerkraut zumi- schen können:

♦ ZUTATEN ♦

je 10 g Angelikawurzel, Melissen- und Pfeffer- minzblätter, Basilien- und Ysopkraut

2 TL der Mischung mit ¼ Liter kochend heißem Wasser über- brühen und 10 Minuten zuge- deckt ziehen lassen, abseihen. Zweimal täglich 1 Tasse bei Bedarf.

Wechseljahrebeschwerden

Die Menopause (Klimakterium) ist eine wichtige Wendemarke im Leben einer Frau, die mit einer großen hormonellen und psy- chischen Umstellung einhergeht. Generell tritt sie zwischen dem 40. und 60., bei der Mehrzahl der Frauen zwischen dem 48. und 52. Lebensjahr auf. In dieser Zeit gewöhnen sich Körper und Psyche allmählich an die nachlassende Funktion der Eier- stöcke und die hormonelle Umstellung. Es gibt viele Frauen, die so gut wie gar keine Symptome haben, und andere, die über ver- schiedene Auswirkungen klagen. Die möglichen Symptome sind vielfältig und individuell von Frau zu Frau verschieden stark ausgeprägt: Angstgefühle, Depressionen, Unruhe, Reiz- barkeit und Stimmungsschwankungen, Schlaflosigkeit, Brust- schmerzen, Herzrhythmusunregelmäßigkeiten, Verstopfung, Muskel- und Gliederschmerzen, verminderte Libido.

Etwa 60 Prozent der Frauen haben während des Kli- makteriums Hitze- wallungen und Schweißausbrüche, und Sie leiden an Schlaflosigkeit oder Depressionen.

Sechs-Wochen-Kur

1 TL der Mischung mit $^1/_4$ Liter kochend heißem Wasser über-brühen und 10 Minuten zuge-deckt ziehen lassen. Zweimal täglich 1 Tasse trinken. Süßen mit Honig ist erlaubt.

♦ ZUTATEN ♦

je 20 g Brombeerblätter, Weißdornblüten- und blätter, Salbeiblätter und Mönchspfeffer

Beruhigend-entspannender Tee

1 TL der Mischung mit $^1/_4$ Liter kochend heißem Wasser überbrühen und zugedeckt 10 Minuten ziehen lassen. Durchseihen und zweimal täglich 1 Tasse schluckweise nach den Mahlzeiten trinken, entweder kurmäßig 6 Wochen lang oder bei Bedarf.

♦ ZUTATEN ♦

je 20 g Baldrianwurzel, Lavendelblüten, Herzgespannkraut, Schafgarbenkraut, Salbeiblätter und Hopfenzapfen

Wollen Sie eher tonisieren und weniger beruhigen, ersetzen Sie Baldrian und Lavendel in dem obigen Rezept durch Rosmarinblätter und Rautenkraut. Mönchspfeffer und Wanzenkraut haben schwach östrogene Wirkung. Wanzenkraut lindert zudem Krämpfe und beruhigt und ist daher auch bei prämenstruellen Beschwerden zu empfehlen. Johanniskraut eignet sich vor allem für die Verstimmungen, die während der Menopause auftreten können. Kräftigend wirkt Eisenkraut.

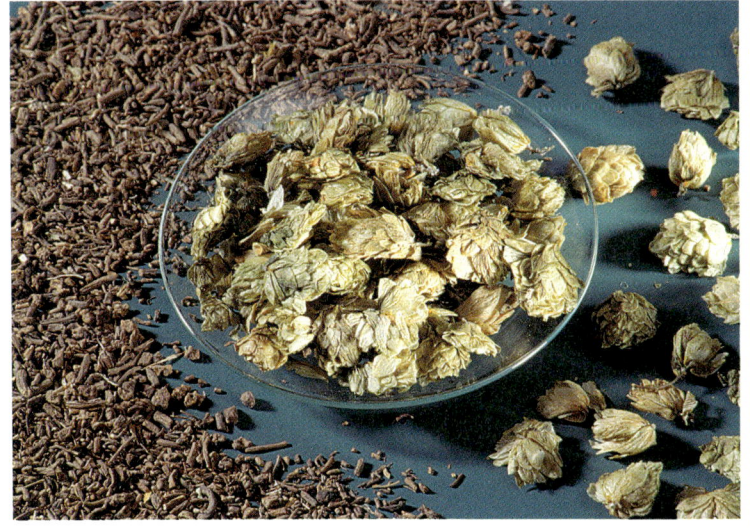

Baldrian und Hopfen wirken beide beruhi-gend – Baldrian auf die Nerven und Hopfen auf den Magen.

Über dieses Buch

Impressum

Es ist nicht gestattet, Abbildungen und Texte dieses Buches zu digitalisieren, auf PCs oder CDs zu speichern oder auf PCs/Computern zu verändern oder einzeln oder zusammen mit anderen Bildvorlagen/Texten zu manipulieren, es sei denn mit schriftlicher Genehmigung des Verlages.

Midena Verlag
© 1998 Weltbild Verlag GmbH, Augsburg
Alle Rechte vorbehalten

Redaktion:
Stephan Kraft
Bildredaktion:
Miriam Zöller
Umschlag:
Beatrice Schmucker
Layout: Christine Paxmann, München
Grafik/DTP: satz & repro Grieb, München
Druck und Bindung:
Offizin Andersen Nexö, Leipzig
Reproduktion:
Uhl & Massopust GmbH, Aalen
Gedruckt auf chlorfrei gebleichtem Papier

Printed in Germany

ISBN 3-310-00444-9

Über den Autor

Johannes Winter, geboren 1954, ist seit mehr als zwölf Jahren als Heilpraktiker tätig. In seiner eigenen Naturheilpraxis befasst er sich mit Haltungstherapie, Phytotherapie sowie Krankheitsprophylaxe durch Gesundheitstees. Als Anhänger der Traditionellen Chinesischen Medizin führt er in seiner Praxis umfassende Ernährungsberatung durch.

Haftungsausschluss

Die Inhalte dieses Buches sind sorgfältig recherchiert und erarbeitet worden. Dennoch kann weder der Autor noch der Verlag für alle Angaben im Buch eine Haftung übernehmen.

Bildnachweis

Foto Traudel Bühler, Augsburg: 2, 3, 6, 7, 17, 18, 19, 29, 31, 38, 47, 56, 59, 60, 69, 91, 123; FOOD Archiv, München: 11, 54, 78, 117; Barbara Gandenheimer, Augsburg: 118; Jens Kron, Augsburg: 5; PhotoPress Bildagentur GmbH, Stockdorf/München: 33 (Aska), 39 (Aska), 51 (Jakob), 63 (Kiepke), 87 (Aska), 93 (Kuh), 107 (Fuhrmann), 111 (Dr. Rauh); Kurt Stein, Murnau: 2, 22, 26, 44, 100, 109; ZEFA Zentrale Farbbild Agentur GmbH, Frankfurt: 66 (Orion Press), 74 (Wartenberg)

Titelbild: Foto Traudel Bühler, Augsburg

Pflanzenregister

Register der in diesem Buch verwendeten Pflanzenteile mit ihrer lateinischen Bezeichnung.
Unter dieser erhalten Sie das betreffende Heilkraut in der Apotheke.

Alantwurzel – Rhizoma Inulae 76, 101, 104
Andornkraut, weißes – Herba Marrubii – 102
Angelikawurzel – Radix Angelicae 107, 115, 122
Anisfrüchte – Fructus Anisi 76, 83, 104
Apfelfrüchte – Fructus Piri mali 18ff., 56f., 65, 89
Apfelschalen – Cortex Piri mali fructus 9, 19f., 59, 65, 73, 111, 115
Arnikablüten (Bergwohlverleih) – Flores Arnicae montanae 76
Artischockenblätter – Folia Cynarae 76, 93
Augentrostkraut – Herba Euphrasiae 80, 100, 109, 116

Baldrianwurzel – Radix Valerianae 98, 115, 123
Bärentraubenblätter – Folia Uvae ursi 33, 82
Basilienkraut – Herba Basilici 119f., 122
Benediktendistelkraut (Kardobenedikte) – Herba cardui benedicti – 76
Birkenblätter – Folia Betulae 65, 87, 101, 113
Bockshornkleesamen – Semen Foenograeci 61, 114, 117
Brennnesselkraut – Herba Urticae in Foliis 22, 64f., 78f., 85ff., 111
Brombeerblätter – Folia Rubi fructicosi (fermentiert – ferment.) 7, 21ff., 54f., 58, 61, 65, 73, 88, 98, 123
Buchweizenkraut – Herba Fagopyri esculenti 76, 87

Eibischwurzel – Radix Althaeae 11, 94, 97, 191f., 104
Eichenrinde – Cortex Quercus 90, 96
Eisenkraut – Herba Verbenae 35f., 55, 115
Engelwurz (Angelikawurzel) – Radix Angelicae 107, 115, 122
Enzianwurzel – Radix Gentianae 117f., 120
Erdbeerblätter – Folia Fragariae 23f., 55, 73
Erdrauchkraut – Herba Fumariae 10, 78, 93
Eukalyptusblätter – Folia Eukalypti 102

Faulbaumrinde – Cortex Franguae 87, 121
Fenchelfrüchte – Fructus Foeniculi vulgari 76, 80, 83, 87, 93, 103, 121

Gerstenfrüchte (-körner) – Fructi Hordei 8, 36, 61, 73, 82
Gewürznelkenfrüchte – Flores Caryophylli 7, 36f., 39, 58, 60f., 72, 91
Ginsengwurzel – Radix Ginseng 37, 54, 116ff.
Goldrutenkraut – Herba Solidaginis virgaurei 76, 90, 109, 111, 118

Haferfrüchte (-körner) – Fructus Avenae 8, 37f.
Haferkraut – Avenae recens 37f., 64
Hagebutten mit Kernen – Fructus Cynosbati cum Semen 7, 24f., 54ff., 60f., 65, 73, 77f., 91
Hagebuttenkerne – Semen Cynosbati 24f., 56f.
Hamamelisblätter (Zauberstrauchblätter) – Folia Hamamelidis 96
Hauhechelwurzel – Radix Ononis 101, 113

Heidelbeerblätter – Folia myrtilli 25f.
Heidelbeeren – Fructus myrtilli 25f., 57, 73, 89
Herzgespannkraut – Herba Leonuri caridacae 98f., 118, 123
Hibiskusblüten – Flores Hibisci 8, 12, 38, 44, 54, 56f., 60, 73
Himbeerblätter – Folia Rubia Idaei 26f., 54f., 58, 61, 65
Hirtentäschelkraut – Herba Bursae pastoris 76, 88, 96, 99
Holunderbeeren – Fructus Sambuci 25, 27f., 55ff.
Holunderblätter – Folia Sambuci 27f.
Holunderblüten – Flores Sambuci 7, 27f., 73, 77f., 91, 102, 109f.
Hopfenblüten (-zapfen) – Strobuli Lupuli 115, 118, 123

Ingwerwurzel – Rhizoma Zingiberis 7, 39, 54, 61, 73, 85, 91, 112
Isländisch Moos – Lichen Islandicus 94f., 102

Johannisbeerblätter, schwarze – Folia Ribis nigri 25, 28, 55f., 73
Johannisbeeren, schwarze – Fructus Ribis nigri 7, 25, 28, 56f., 92
Johanniskraut – Herba Hyperici 64, 76, 81, 98f., 100f., 1123

Kalmuswurzel – Rhizoma Calami 80, 83
Kamillenblüten – Flores Chamomillae 40ff., 47, 60, 73, 76, 83, 88, 91, 95ff., 107, 109ff., 116
Kardamom – Fructus Cardamonae 61
Königskerzenblüten – Flores Verbasci 97, 101f.
Korianderfrüchte – Fructus Coriandri 58, 91
Kornblumenblüten – Flores Cyani 76

Register

Register